Sonali Sarkar

Prescrição de múltiplos medicamentos na prática psiquiátrica e consequências

Sonali Sarkar

Prescrição de múltiplos medicamentos na prática psiquiátrica e consequências

ScienciaScripts

Imprint

Cover image: www.ingimage.com

This book is a translation from the original published under ISBN 978-3-330-65106-7.

Publisher:
Sciencia Scripts
is a trademark of
Dodo Books Indian Ocean Ltd. and OmniScriptum S.R.L publishing group

120 High Road, East Finchley, London, N2 9ED, United Kingdom
Str. Armeneasca 28/1, office 1, Chisinau MD-2012, Republic of Moldova, Europe
Printed at: see last page
ISBN: 978-620-8-14899-7

Dedicação

Este livro é dedicado ao meu estimado pai, o Tenente-Coronel (reformado) Dr. Parimalendu Sarkar MBBS, MD, DGO, FICS, FICOG e à minha querida mãe, a Tenente-Coronel (reformada) Dra. Madhuri Sarkar M.B.B.S..

Prefácio

A prescrição de vários medicamentos para uma situação clínica é designada por polifarmácia. A polifarmácia psiquiátrica é definida como a utilização de dois ou mais medicamentos para o tratamento de uma doença psiquiátrica. É frequentemente observada na prática psiquiátrica. Esta tendência está a aumentar não só nos Estados Unidos, mas também noutras partes do mundo. As razões para a prescrição de múltiplos medicamentos não são claras. Os factores associados incluem os dados demográficos do doente (idade, sexo, etnia, baixo estatuto socioeconómico), perturbações da personalidade, doença psiquiátrica (psicose, esquizofrenia, perturbações afectivas ou do humor), comorbilidades, gravidade da doença, refractariedade do tratamento, práticas de prescrição, tratamento em regime de internamento ou ambulatório, esforços para reduzir os efeitos extrapiramidais e outros efeitos secundários.Nas crianças e adolescentes, os factores que se correlacionam com a prescrição de múltiplos medicamentos psicotrópicos são a idade (13-15 anos), o sexo masculino, a etnia, o baixo estatuto socioeconómico, o Medicaid ou o seguro público, a deficiência e o acolhimento ou a custódia fora da família biológica. A prescrição de medicamentos múltiplos em crianças está também associada a um diagnóstico de perturbação da conduta, perturbação do espetro do autismo, PHDA, perturbação da conduta/perturbação desafiadora da oposição, perturbação da personalidade, violência, tiques, psicose, perturbação afectiva e do humor. A prescrição de múltiplos psicotrópicos aumenta o risco de interações medicamentosas e de efeitos adversos, incluindo a morbilidade e a mortalidade. Está também associada a toxicidade cumulativa, má adesão à medicação e incumprimento do tratamento. Assim, a polifarmácia psiquiátrica é um problema de saúde pública significativo. A prescrição de múltiplos medicamentos psicotrópicos demonstrou ser útil em doentes com perturbações psicóticas, afectivas ou do humor que têm um duplo diagnóstico de abuso de substâncias, perturbações da personalidade (borderline, obsessivo-compulsiva) e certas condições médicas, como perturbações da tiroide, da dor ou convulsões.

A terapia combinada com antidepressivos ou antipsicóticos de diferentes classes de medicamentos com diferentes mecanismos de ação tem efeitos terapêuticos positivos. Por conseguinte, é necessário compreender melhor as razões que levam os médicos a prescrever múltiplos medicamentos psicotrópicos, a tolerabilidade dos doentes e a eficácia da estratégia de prescrição, para orientar os médicos e apoiar o desenvolvimento de diretrizes de tratamento baseadas em provas.

Agradecimentos

Gostaria de agradecer aos meus pais, Dr. Parimalendu e Madhuri Sarkar, que são uma fonte constante de inspiração e motivação para mim. Os meus pais serviram como médicos militares no exército indiano e reformaram-se como oficiais permanentes. Sempre deram ênfase ao ensino superior, foram um pilar de força para mim e apoiaram-me em todos os desafios e empreendimentos da vida. Os meus pais não só me incentivaram a prosseguir os estudos superiores, como também me apoiaram financeiramente para que eu pudesse concluir os meus estudos de medicina na Índia.

Mais tarde, mudei-me para os Estados Unidos para prosseguir os estudos superiores. Na University of Texas Health (UT Health) em Houston, Texas, obtive o meu mestrado e doutoramento em saúde pública. Gostaria de agradecer a todos os meus professores, em especial à Dra. Patricia M. Butler, M.D. Psychiatry, e ao Dr. Wendell C. Taylor, Ph.D., da UT Health em Houston, Texas, que foram bons amigos, filósofos e guias ao longo da minha vida académica e que foram excelentes mentores. Este livro é dedicado aos meus estimados pais e professores.

Capítulo 1

Introdução

A prescrição de vários medicamentos psicotrópicos na prática psiquiátrica é designada por polifarmácia psiquiátrica. É frequentemente utilizada indistintamente como "medicação potencialmente inapropriada", "polifarmácia antipsicótica (PPA)", "polipsicofarmácia", "hiperfarmacoterapia", "co-medicação", "co-prescrição" e "medicação múltipla" em doentes psiquiátricos (Correll 2012; Fleishchhacker 2014; Lang et al, 2010; Mort et al, 2000; Zarbock 2005). A polifarmácia psiquiátrica é definida como a utilização de dois ou mais medicamentos para o tratamento de uma perturbação psiquiátrica (Bushardt et al. 2008). No entanto, não existe consenso sobre a definição de polifarmácia na prática psiquiátrica.

Em estudos anteriores, foi utilizado um número exato de medicamentos prescritos para definir a polifarmácia na prática clínica (Bushardt et al., 2008; Gnjidic et al., 2012). Tem havido uma discrepância quanto à quantificação dos medicamentos incluídos na definição de polifarmácia. O debate centrou-se no número de medicamentos prescritos que podem ser considerados polifarmácia. Além disso, o termo "polifarmácia psiquiátrica" difere de "polifarmácia geriátrica".Apesar da semelhança das práticas de prescrição de vários medicamentos psicotrópicos em diferentes grupos etários (com menos ou mais de 65 anos), é importante conhecer a diferença. À medida que as pessoas envelhecem, é frequente sofrerem de comorbilidades, nomeadamente doenças crónicas como a hipertensão arterial, a diabetes mellitus tipo 2, perturbações músculo-esqueléticas, dores articulares, artrite, etc., e, consequentemente, tomarem vários medicamentos prescritos pelo seu médico. Por conseguinte, é frequente os idosos com múltiplas comorbilidades tomarem vários medicamentos.

Para além da idade avançada, da multimorbilidade, da deficiência mental e da má saúde mental e neurológica dos idosos, verifica-se também uma elevada prevalência (31,5 %) de polifarmácia (≥ 5 medicamentos) (O'Dwyer et al., 2016). Em homens idosos residentes na comunidade, o ponto de corte inicial para a polifarmácia foi de cinco ou mais medicamentos (Gnjidic et al., 2012). Mais tarde, porém, o

a definição de polifarmácia geriátrica foi redefinida. A polifarmácia geriátrica é agora definida como a utilização de mais medicamentos em adultos mais velhos (>65 anos) do que o clinicamente necessário (Mortazavi et al., 2016, Gnjidic et al., 2012). condições médicas e o uso concomitante de medicamentos para tratar essas condições, algumas diretrizes são recomendadas para reduzir a polifarmácia em pessoas idosas (Levy HB 2017). Estas estratégias para reduzir a polifarmácia geriátrica incluem a interrupção da prescrição ou a descontinuação de medicamentos desnecessários ou de alto risco (Scott et al., 2015; O'Mahony et al., 2014). No entanto, limitamo-nos aqui à polifarmácia psiquiátrica e não à polifarmácia geriátrica, que é um tema completamente diferente.

As tendências nacionais em matéria de polifarmácia psiquiátrica, nomeadamente na prescrição de antipsicóticos e antidepressivos, têm vindo a aumentar ao longo dos anos (Moztabai & Olfson 2010). Novos conceitos para a prescrição de novos psicotrópicos, que têm efeitos duplos e triplos e actuam inibindo a recaptação de dopamina, serotonina e noradrenalina, Esta tendência crescente para a prescrição de medicamentos psicotrópicos múltiplos e novos está também a ser observada noutras partes do mundo e, por conseguinte, tem um impacto nos doentes a nível mundial (Tesfaye et al, 2016; Sneider et al., 2015; Roh et al, 2014; John et al, 2014; Suokas et al, 2013; Fujita et al, 2013; Xiang et al, 2007; Barbui et al, 2006; Sim et al, 2004).
O aumento da utilização de medicamentos psicotrópicos (antidepressivos, estabilizadores do humor, antipsicóticos de segunda geração) é observado não só em adultos com perturbações do humor, perturbações afectivas/bipolares e psicose, mas também em doentes com perturbação da personalidade borderline (Bridler 2015; Francois et al., 2015). Esta epidemia silenciosa de polifarmácia psiquiátrica é também observada em crianças e adolescentes com perturbação da conduta, perturbação do espetro do autismo (PEA), perturbação de défice de atenção e hiperatividade (PHDA), abuso de substâncias, deficiência e

perturbação da conduta/perturbação desafiante opositiva (CD/ODD) (Logan 2015; Toteja 2014; Saldana et al., 2014; Spencer 2013).

Os factores associados à polifarmácia psiquiátrica não são claros. Dados demográficos dos doentes (idade, sexo, baixo estatuto socioeconómico, Medicaid ou seguro público), gravidade da doença psiquiátrica (esquizofrenia ou psicose), duração da doença, hospitalização prolongada, violência, tratamentoA refratariedade, o contexto de internamento ou de ambulatório, as práticas de prescrição, etc., são alguns dos factores que têm sido referidos como estando associados à polifarmácia psiquiátrica (Park et al, 2014; Suokas 2013; Kukreja et al, 2013; Gallego et al, 2012; Kreyenbuhl et al, 2007; Xiang et al, 2007; Ito et al, 2005; Biancosino et al, 2005).Uma revisão da literatura mostra que existem apenas alguns ensaios controlados e aleatorizados que analisam a eficácia da toma simultânea de dois medicamentos psicotrópicos (Essock et al., 2011; Thompson et al., 2005). A maioria dos artigos centra-se nos efeitos adversos, nas interações medicamentosas e na morbilidade e mortalidade dos doentes associadas à polifarmácia (Moller et al, 2014; Joukamaa et al, 2006; Spina & Scordo 2002; Miller & Craig 2002;). No entanto, nem toda a polifarmácia é prejudicial. De facto, alguns medicamentos psicotrópicos com diferentes modos e mecanismos de ação demonstraram ser benéficos quando utilizados em combinação em determinadas condições (Zigman & Blier 2014). Este é o conceito de polifarmácia benéfica, um tópico relativamente novo na prática clínica.As potenciais limitações associadas à investigação sobre polifarmácia sãoOs estudos anteriores são limitados em termos de investigação sistemática, uma vez que são geralmenteOs estudos observacionais, em comparação com os estudos de intervenção, não dispõem de instrumentos normalizados para avaliar a eficácia da polifarmácia, dependem em grande medida da autonomia do prescritor, têm uma taxa de resposta baixa, uma duração de intervenção mais curta ou são inconclusivos devido à pequena dimensão da amostra e ao controlo insuficiente dos factores de confusão (Tranulis et al, 2008; Goren e Parks 2008; Stahl 2004; Mellman et al, 2001). Por conseguinte, continua a haver uma falta de investigação convincente baseada em provas e de estudos de eficácia sobre a polifarmácia na prática psiquiátrica.

Além disso, estão disponíveis novos medicamentos psicotrópicos com diferentes propriedades farmacodinâmicas e farmacocinéticas, pelo que é importante que os clínicos estejam familiarizados com a investigação existente, o metabolismo dos medicamentos e as interações, a fim de desenvolverem uma abordagem racional da polifarmácia. Este livro apresenta uma panorâmica do atual problema de saúde da prescrição de múltiplos medicamentos na prática psiquiátrica, identifica possíveis factores etiológicos e discute as potenciais consequências da polifarmácia psiquiátrica. Além disso, este livro fornece diretrizes e recomendações para a prescrição de múltiplos medicamentos psicotrópicos que têm implicações importantes para a prática clínica.

Capítulo 2
Métodos

As bases de dados online (PubMed, Medline, EBSCO, Psychinfo) e os artigos do Google Scholar foram pesquisados entre 2000 e 2017. Foram incluídas revisões importantes, capítulos de livros e artigos de investigação originais para adultos, bem como para crianças e adolescentes, com os termos "psiquiatria", "polifarmácia", "medicação múltipla", "medicação potencialmente inadequada", "epidemiologia", "prevalência", "antidepressivos", "antipsicóticos", "efeitos secundários", "reação adversa", "consequências", "diretrizes" e "recomendações" combinados entre si. A pesquisa foi complementada por uma revisão manual das listas de referências dos artigos e livros relevantes. A pesquisa produziu mais de 1200 publicações. Um total de 300 artigos foi considerado para a primeira revisão. Os artigos foram analisados por ordem. Cerca de 250 artigos científicos novos e de interesse para o tema foram incluídos na revisão final.

Capítulo 3
Epidemiologia

A prevalência da polifarmácia psiquiátrica aumentou significativamente nas últimas décadas, não só nos Estados Unidos, mas também a nível mundial (Tesfaye et al, 2016; Sneider et al, 2015; Roh et al, 2014; Jaracz 2014; John et al, 2014; Suokas et al, 2013; Fujita et al, 2013; Gallego et al, 2012; Xiang et al, 2007; Morrato et al, 2007; Barbui et al, 2006; Sim et al, 2004). A polifarmácia psiquiátrica é comum em pacientes com esquizofrenia (Tesfaye et al, 2016; Fleishchhacker et al, 2014; Gallego et al, 2012; Barnes & Paton 2011; Clark et al, 2002). Estudos anteriores mostraram que, com exceção das diferenças específicas de cada país, a polifarmácia é observada em cerca de 40-50% dos doentes adultos com esquizofrenia (Roh et al, 2015; John et al, 2014; Suokas et al, 2013; Fujita et al, 2013; Ganguly et al, 2004; Barnes e Paton 2011; de Torre et al, 2012).

A polifarmácia psiquiátrica, que está generalizada nos esquizofrénicos adultos, é frequentemente observada em combinações com medicamentos de primeira geração

Antipsicóticos (FGA) + antipsicóticos de segunda geração (SGA) (42,4%)

seguida de FGA+FGA (19,6 %) e SGA+SGA (1,8 %) (Gallego et al., 2012). A prevalência de polifarmácia com SGA aumenta (3,9% a 50%), dependendo do contexto clínico e dos dados demográficos do doente (Jaracz et al., 2014; Pandurangi 2008). Os antipsicóticos de segunda geração mais frequentemente co-prescritos são a olanzapina e a risperidona (Jaracz et al, 2014; Stahl, Grady et al, 2004; Bilder et al, 2002; Lerner et al, 2002), A polifarmácia com antipsicóticos, estabilizadores do humor e hipnóticos sedativos não só está generalizada em doentes com psicose, perturbações afectivas ou do humor, incluindo perturbação bipolar e depressão major, mas também em adultos com perturbação da personalidade borderline (Moeller 2016; Mao 2015; Sachs et al., 2014; Si et al., 2014). Uma meta-análise de ensaios clínicos aleatórios mostrou que o tratamento medicamentoso, especialmente com estabilizadores do humor

(topiramato, lamotrigina, valproato de sódio) e os antipsicóticos de segunda geração (aripiprazol, olanzapina) são eficazes no tratamento de uma série de sintomas nucleares e da psicopatologia associada em doentes com perturbação borderline da personalidade (Lieb et al., 2010). Tendo em conta o risco de automutilação e de impulsividade dos doentes com perturbação borderline da personalidade, bem como o risco adicional de prescrição de múltiplos medicamentos que conduzem a interações medicamentosas adversas e a encargos financeiros, qualquer redução da polifarmácia psiquiátrica pode ter um impacto positivo (Madan et al, 2015). Um estudo que analisou as tendências nacionais em matéria de polifarmácia psiquiátrica num consultório referiu que os antidepressivos (61,7%) eram os medicamentos mais frequentemente prescritos e que a administração concomitante de antidepressivos com hipnóticos sedativos (23,1%), antipsicóticos (12,9%) e outros antidepressivos (12,6%) eram as combinações mais frequentemente prescritas em sequência (Mojtabai et al., 2010). Em adultos com perturbação afectiva/bipolar, a taxa de prevalência com um ou mais antidepressivos ou antipsicóticos é de cerca de 3685% (Fornaro 2016). A polifarmácia antidepressiva é frequentemente observada em pacientes do sexo feminino e em adultos mais velhos (Charlesworth et al., 2015). Os antidepressivos mais frequentemente prescritos são os inibidores da recaptação da serotonina-norepinefrina (SNRIs) e os inibidores selectivos da recaptação da serotonina (SSRIs); estes padrões de tratamento antidepressivo diferem frequentemente entre adultos mais velhos e mais jovens (Sanglier et al., 2011).

Nos adolescentes, a taxa de prevalência da polifarmácia é de cerca de

8-12 % (Toteja 2014; Fontanella 2014). As combinações de SGA+SGA são comuns (Toteja 2014). As combinações de antipsicóticos prescritas para crianças e adolescentes são aripiprazol/quetiapina (23% e 17%, respetivamente), risperidona/quetiapina (18% e 15%, respetivamente), aripiprazol/risperidona (17% e 11%, respetivamente), risperidona/olanzapina (5% e 6%, respetivamente) e quetiapina/olanzapina (4% e 7%, respetivamente) (Constantine et al., 2010). Os antidepressivos são frequentemente prescritos em conjunto com estimulantes e antipsicóticos (Diaz-Caneja 2014;

Spencer 2013; Comer 2010). Com pequenas diferenças geográficas, a prevalência da prescrição de antidepressivos (SSRIs) em adolescentes é de cerca de 2-5% (Chee et al., 2016; Boland 2015; O Sullivan 2015).

Para a PHDA: psicoestimulantes (metilfenidato/Ritalina) em conjunto

A taxa de prescrição de antipsicóticos e antidepressivos é de 8% e 2%, respetivamente (Boland 2015). Um estudo populacional finlandês indicou que os antidepressivos e as benzodiazepinas são os psicotrópicos mais utilizados em adolescentes e jovens adultos, com uma incidência cumulativa de 12,2 % e 5,2 %, respetivamente, até aos 25 anos de idade, e que a polifarmácia é mais comum nas mulheres do que nos homens (Gyllenberg & Sourander 2012). Alguns estudos sublinharam a falta de estudos adequados sobre a monoterapia e a utilização precoce da polifarmácia pelos clínicos em relação ao início da doença na própria fase de início do tratamento, o que explica em parte a prevalência crescente da polifarmácia psiquiátrica (Constantine et al, 2010; Glezer 2009, Shinfuku et al, 2012; Faries et al, 2005). Os médicos devem estar conscientes das consequências negativas que a polifarmácia psiquiátrica pode ter nas fases iniciais da doença e considerar inicialmente o tratamento com monoterapia. No entanto, a prevalência da polifarmácia psiquiátrica está a aumentar não só nos adultos, mas também nas crianças e nos adolescentes.

Capítulo 4

A etiologia

A causa exacta da prescrição de múltiplos medicamentos em doentes psiquiátricos não é clara. Os factores associados incluem:

a) Factores demográficos

Com pequenas diferenças geográficas, a idade entre os 25 e os 45 anos é a mais frequentemente associada à polifarmácia psiquiátrica nos adultos (Kukreja 2013; Ganguly 2004; Sim et al. 2004). A polifarmácia psiquiátrica aumenta com a idade (Mojtabai 2010). Um estudo taiwanês realizado por Wu e colegas (2014) relatou que os pacientes mais velhos com esquizofrenia e demência recebem uma dose de antipsicóticos superior à recomendada. Na esquizofrenia de início avançado, 33,8% dos doentes recebem apenas FGA, e nos doentes com demência concomitante, é comum uma combinação de FGA e SGA e uma combinação de SGA (quetiapina e risperidona) (Wu et al., 2014).

O género masculino está associado à polifarmácia psiquiátrica (Tesfaye et

al., 2016; Park et al., 2014; Suokas 2013; Sim et al., 2004; Ganguly et al,

2004Lelliott 2002). No entanto, alguns estudos sugerem que o facto de ser mulher está associado à polifarmácia psiquiátrica (Haider et al., 2009; Chakos et al., 2006). Alguns estudos referem que a polifarmácia antipsicótica é mais frequente em doentes solteiros ou com estatuto de solteiro (Santone et al., 2011; Biancosino et al., 2005; Kreyenbuhl et al., 2007; Covell et al., 2002). Os doentes com um estatuto socioeconómico mais baixo, os doentes que beneficiam de um seguro público e os beneficiários do Medicaid são frequentemente beneficiários de polifarmácia psiquiátrica (Mojtabai 2010; Haider et al, 2009; Ananth 2005; Ganguly et al, 2004; Clark et al, 2002).

Os resultados são contraditórios no que respeita à etnia. Os estudos relataram taxas mais elevadas de prescrição múltipla de antipsicóticos em doentes brancos/não latinos (Leslie e Rosenheck,

2001; Covell et al., 2002), enquanto outros estudos indicaram uma prevalência mais elevada (Jaffe e Levine, 2003) ou mais baixa (Kreyenbuhl et al., 2007) de polifarmácia antipsicótica em negros/afro-americanos. Em contrapartida, um estudo não encontrou diferenças na prescrição de múltiplos medicamentos entre brancos e negros (Connolly, Rogers e Taylor, 2007).

No contexto da etnia, alguns estudos referem um enviesamento no tratamento de

Diferenças na polifarmácia psiquiátrica entre as minorias étnicas, que incluem: uma maior probabilidade de os afro-americanos receberem uma dose cumulativa mais elevada, medicamentos mais antigos, co-prescrição de medicamentos psicotrópicos e formulações de depósito (Connolly 2008; Taylor 2004; Kuno et al, 2002; Diaz 2002; Walkup 2000). Em contrapartida, outros estudos não revelam diferenças no tratamento psiquiátrico em função da etnia (Connolly & Taylor 2016; Douzenis et al., 2011; Connolly & Taylor 2008). Apenas um estudo indicou que os afro-americanos tinham menos probabilidades de receber medicamentos psicotrópicos em conjunto (Chakos et al., 2006). Por conseguinte, os dados sobre a polifarmácia psiquiátrica em relação à etnia e à etnia são inconclusivos.

Os correlatos da polifarmácia psiquiátrica em crianças e adolescentes incluem a idade entre os 13 e os 15 anos, o género masculino, a etnia caucasiana, o baixo estatuto socioeconómico, o Medicaid ou o seguro público, a deficiência, a colocação em famílias de acolhimento e a custódia fora da família biológica (Burcu 2016; Wink 2015; Toteja 2014; Fontanella 2014; Saldana 2014; Kearns e Hawley 2014; Vanderwerker 2014).

b) Doença psiquiátrica

A esquizofrenia ou psicose está associada à polifarmácia antipsicótica em adultos (Sneider et al, 2015; Zaraa et al, 2015; Gallego et al, 2012; Clark et al, 2002). Os factores de previsão do início da polifarmácia antipsicótica (PPA) a longo prazo são pouco conhecidos. No entanto, um estudo conduzido por Kadra e colegas (2016) relatou que a gravidade dos sintomas (alucinações e/ou delírios), antecedentes

O tratamento (clozapina e antipsicóticos injectáveis de ação prolongada), a utilização dos serviços de saúde (mais contactos com serviços ambulatórios, receção de ordens de tratamento baseadas na comunidade), os factores sociais (maior privação ao nível da área, sem-abrigo) e o estatuto sociodemográfico (idade mais jovem, sem relação) são preditores da prescrição múltipla de medicamentos psicotrópicos a longo prazo (≥ 6 meses).

A prevalência pontual de PDA em doentes com esquizofrenia resistente ao tratamento antes do início do tratamento com clozapina é de 13,6%, com 32,6% dos doentes a receberem medicação psicotrópica adjuvante (Thomson et al., 2016). Num estudo de coorte realizado no sul de Londres, Reino Unido, Thomson e colegas (2016) indicaram que um número crescente de medicamentos adjuvantes, antipsicóticos de depósito concomitantes

A prescrição, a prescrição concomitante de antidepressivos e uma pontuação na escala Clinical Global Impression-Severity (CGI-S) no último ano no quartil médio estão associadas ao APP.

As perturbações psiquiátricas resistentes ao tratamento e difíceis de tratar são também factores de previsão da polifarmácia (Suzuki et al., 2008; Biancosino et al., 2005). Os sintomas resistentes ao tratamento complicam a evolução clínica de todas as doenças psiquiátricas, especialmente da esquizofrenia, e levam a que os doentes não atinjam o objetivo do tratamento e entrem numa fase de remissão (Jasovic-Gasic 2015). Um estudo realizado por Demjaha et al. (2012) indicou que o tratamento antipsicótico pode ser ineficaz se os doentes com esquizofrenia não tiverem a capacidade aumentada de síntese de dopamina que caracteriza a perturbação, indicando uma fisiopatologia subjacente diferente ou um efeito diferente do tratamento antipsicótico. Cerca de 30 % dos doentes não respondem adequadamente ao tratamento com antipsicóticos atípicos (clozapina), o que torna a sua gestão psiquiátrica um grande desafio para os médicos assistentes (Jasovic-Gasic 2015). Nos doentes resistentes ao tratamento ou refractários ao tratamento, os médicos deparam-se com o dilema de mudar ou combinar medicamentos (Katona et al., 2014).

Os sintomas depressivos são comuns em todas as fases da esquizofrenia e são frequentemente tratados com polifarmácia que inclui antipsicóticos de segunda geração, antidepressivos ou estabilizadores do humor (Stahl et al., 2013; Keck et al., 2000). Os sintomas negativos da esquizofrenia com ou sem sintomas depressivos são tratados com uma prescrição simultânea de antidepressivos e antipsicóticos (Mao et al, 2015; Stahl et al, 2013; Cho et al, 2011; Singh et al, 2010). O tratamento de manutenção da esquizofrenia com ansiedade relacionada com o tratamento ou sintomas de ansiedade generalizada é tratado com benzodiazepinas juntamente com antipsicóticos (Chaudhry et al., 2015).

As perturbações afectivas ou do humor são também alvo de polifarmácia psiquiátrica, e esta tendência tem sido frequentemente observada nos últimos anos. Num estudo de Lopes et al (2016), foi relatada a adição de trazodona a uma dupla combinação de paroxetina e mirtazapina num doente com recaída de sintomas depressivos moderados a graves com insónia que respondeu bem à polimedicação. Dada a heterogeneidade da etiologia da depressão, este tipo de polimedicação melhora por vezes os sintomas e os resultados clínicos dos doentes através da ativação simultânea de múltiplas vias de sinalização neuroquímica, mas os prescritores devem também estar conscientes do risco de a prescrição de múltiplos antidepressivos aumentar a prevalência e a gravidade dos efeitos secundários.

A gravidade da doença psiquiátrica (depressão, perturbação afectiva/bipolar ou psicose), com internamento e acompanhamento mais curto, está frequentemente associada à polifarmácia (Gallego et al., 2012; Chakos et al., 2006; Centorrino et al., 2002). Outros factores determinantes da polifarmácia psiquiátrica incluem um

tratamento mais prolongado em regime de internamento, uma hospitalização mais longa, uma dosagem mais elevada de medicamentos psicotrópicos e uma duração mais longa da doença (Roh et al., 2015; Sneider et al., 2015; Suokas et al., 2013; Ganguly et al., 2004). No entanto, alguns estudos referem que a tendência para a polifarmácia psiquiátrica está a aumentar, não só em meio hospitalar, mas também em meio ambulatório ou em consultório (Tesfaye et al., 2016; Mojtabai & Olfson 2010).
A polifarmácia pediátrica é comum em crianças (<13 anos) diagnosticadas com doenças como ASD, ADHD e CD/ODD (Logan 2015; Spencer 2013; Toteja 2014; Vanderwerker 2014).
Entre os jovens encontram-se vários
medicamentos psicotrópicos são prescritos para perturbações do espetro da esquizofrenia, perturbações de ansiedade, perturbações do espetro bipolar e DC/ODD (Toteja et al., 2014).

c) Comorbilidade

As comorbilidades, como a obesidade, a dislipidemia e a síndrome metabólica, são comuns em doentes adultos com esquizofrenia e predispõem-nos a doenças cardíacas e a problemas de saúde crónicos (Gordon et al., 2013; Rivas-Vazquez et al., 2011; Correll 2007). A síndrome metabólica (perímetro abdominal elevado, níveis elevados de triglicéridos, colesterol HDL baixo, tensão arterial elevada e glicemia de jejum elevada) é comum em doentes com esquizofrenia (47%) e perturbação bipolar (33%) (Bly et al., 2013).

A síndrome metabólica pode ocorrer em doentes psiquiátricos no momento do início do tratamento ou desenvolver-se mais tarde no decurso do tratamento com antipsicóticos; em particular, o risco está significativamente associado à administração de SGAs como a clozapina, a olanzapina e a risperidona (Softic et al., 2015; Chadda et al., 2013). Neste contexto, um estudo realizado por Chadda et al. (2013) referiu que a prevalência da síndrome metabólica em doentes sem antipsicóticos e em doentes tratados com antipsicóticos variava entre 3,3-26% e 32-68%, respetivamente. Foi relatado que a prevalência da síndrome metabólica é maior em pacientes mais jovens, do sexo feminino e hispânicos que recebem antipsicóticos de segunda geração (clozapina, olanzapina, risperidona) do que em FGAs (Chadda et al., 2013).

Existe uma predisposição genética para a síndrome metabólica na esquizofrenia que está atualmente a ser investigada. No estudo realizado por Malan-Muller e colegas (2016), foi relatado que as variantes genéticas estão associadas à síndrome metabólica em pacientes com esquizofrenia. Os genes associados à síndrome metabólica

Estes incluem o gene associado à obesidade da massa gorda (FTO), os genes da leptina e do recetor da leptina (LEP, LEPR), o gene da metilenotetrahidrofolato redutase (MTHFR) e o gene do recetor da serotonina 2C (HTR2C) (Malan-Muller et al., 2016). Por conseguinte, os polimorfismos genéticos (HTR2C) e as interações gene-gene, especialmente com alguns genes induzidos pela insulina (INSIG1, INSIG2), desempenham um papel importante no tratamento antipsicótico atípico de doentes esquizofrénicos com síndrome metabólica (Liou et al., 2012; Bai et al., 2011).
As comorbilidades médicas prevalecentes em doentes idosos estão frequentemente associadas à polifarmácia psiquiátrica (Mizokami 2012; Mojtabai 2010; Lang et al, 2010; Correll 2007; Larco et al, 1994). Num estudo realizado por Dutta (2015), foi referido que, em adultos com mais de 60 anos de idade, as comorbilidades como a hipertensão, a diabetes mellitus, a depressão e o mau estado de saúde auto-avaliado são os principais factores de risco para a prescrição de polifarmácia na Índia. A prescrição de múltiplos medicamentos psicotrópicos, incluindo antipsicóticos, antidepressivos e estabilizadores do humor, está associada a um risco acrescido de várias comorbilidades, incluindo aumento de peso ou obesidade, dislipidemia, diabetes mellitus, doenças da tiroide, sódio sérico baixo, perturbações metabólicas, doenças cardiovasculares, doenças respiratórias, doenças gastrointestinais, hematológicas, músculo-esqueléticas e renais, e perturbações do movimento e convulsões (Correll et al, 2015).

Em muitos casos, a polifarmácia é considerada responsável pela mortalidade e morbilidade dos doentes esquizofrénicos idosos com doenças comórbidas. Neste contexto, um estudo relatou que os doentes esquizofrénicos mais velhos (≥ 70 anos) com doenças crónicas eram menos propensos a receber cuidados médicos em ambulatório e tratamento para doenças cardiovasculares, mas mais propensos a receber analgésicos, e que o excesso de mortalidade nestes doentes sugere que as comorbilidades médicas nesta coorte de doentes não são frequentemente reconhecidas ou são inadequadamente tratadas (Brink et al., 2017). Nestas situações clínicas, a polifarmácia pode mascarar o problema subjacente nos doentes com multimorbilidade. Por conseguinte, é necessária uma melhor integração dos serviços de saúde psiquiátricos e médicos para o tratamento e a gestão dos doentes psiquiátricos com doenças médicas comórbidas.

As comorbilidades cognitivas e outras comorbilidades neurológicas nos idosos, como a demência, a doença de Parkinson, as perturbações da personalidade, a doença de Alzheimer e a deficiência intelectual, estão frequentemente associadas à polifarmácia psiquiátrica (Lang et al., 2010; Kroken 2009; Larco et al., 1994). Num estudo realizado por Bhattacharjee e colegas (2016), foi referido que, nos Estados Unidos, 26,2% dos doentes de Parkinson que vivem em lares de idosos e instalações de cuidados prolongados recebem prescrição de medicamentos psicotrópicos, em comparação com 21,3% em ambientes de cuidados domiciliários. O estudo também indicou que os antidepressivos são habitualmente prescritos aos residentes em lares de idosos (48,9%) e aos residentes em cuidados domiciliários (40,9%) nos Estados Unidos e que as comorbilidades
estão significativamente associados à polifarmácia psiquiátrica em doentes idosos com doença de Parkinson (Bhattacharjee et al., 2016).

Além disso, as doenças somáticas, nomeadamente a dor, estão associadas à prescrição de múltiplos medicamentos (Fishbain 2005). Aos doentes com dor crónica são frequentemente prescritos opiáceos para as queixas de dor somática, que mais tarde desenvolvem dependência de opiáceos, tornando-se dependentes não só de opiáceos prescritos (Oxycontin), mas também de análogos de opiáceos, heroína, substâncias ilícitas como o álcool, a nicotina, etc., e requerem frequentemente a prescrição de múltiplos medicamentos para o SNC, incluindo benzodiazepinas, antidepressivos e antipsicóticos (Nielsen et al., 2014). Um índice ou pontuação de comorbilidade médica mais elevado em doentes adultos está, por conseguinte, associado à polifarmácia psiquiátrica

(Sneider et al., 2015; Gnjidic 2012).

As comorbilidades pediátricas, tais como tiques motores, enurese, encoprese, perturbações obsessivo-compulsivas da personalidade, perturbações invasivas do desenvolvimento, deficiências intelectuais, perturbações da aprendizagem, depressão, ansiedade, perturbação bipolar, psicose e perturbações comportamentais/ODD são preditores de
o uso concomitante de antipsicóticos e estimulantes em adolescentes com TDAH (Bali et al., 2015). A polifarmácia pediátrica com SSRIs é comum em doentes com perturbações da personalidade (perturbação obsessivo-compulsiva), perturbação bipolar, tiques e perturbações do comportamento disruptivo (Masi et al., 2009). Na população pediátrica, o número total de diagnósticos de comorbidade é considerado um preditor significativo do risco de polifarmácia (Kearns & Hawley 2014).

d) Abuso de substâncias

O abuso de substâncias e a polifarmácia psiquiátrica são comuns em doentes com esquizofrenia (Potvin 2002). O uso frequente de substâncias como a nicotina, o álcool e as drogas ilícitas (marijuana, cocaína), que é comum em doentes com esquizofrenia, necessita muitas vezes de tratamento com múltiplos medicamentos psicotrópicos (Barnes et al., 2006). Um estudo recente concluiu que os doentes que usaram substâncias psicoactivas após o início do tratamento têm maior probabilidade de tomar polifarmácia antipsicótica do que os doentes sem história de uso de substâncias (Tesfaye et al., 2016).

As drogas que melhoram o desempenho, também conhecidas como esteróides anabolizantes e androgénicos (AAS), habitualmente utilizadas por atletas e jovens adultos, estão positivamente associadas ao consumo de álcool e de drogas ilícitas, incluindo substâncias legais que melhoram o desempenho (Dodge & Hoagland 2011). Sagoe e colegas (2015) indicaram que a polifarmácia é comum entre os consumidores de esteróides anabolizantes-androgénicos (EAA) e inclui substâncias legais e ilegais, como o álcool, a canábis, a cocaína, a hormona do crescimento, a gonadotropina coriónica humana (HCG), a anfetamina/metanfetamina, o clenbuterol, a efedrina/efedrina, os analgésicos, os opiáceos, a insulina e a tiroxina.

A polifarmácia com múltiplos medicamentos para o SNC é prescrita para tratar tanto a intoxicação aguda como os sintomas de abstinência que se seguem ao uso ou abuso de substâncias como o álcool e inclui benzodiazepinas, fenobarbital, baclofeno, antiepilépticos, etanol e cetamina (Dixit et al., 2016). As benzodiazepinas são frequentemente co-administradas com antipsicóticos para problemas de abuso de substâncias, para tratar sintomas de ansiedade e agitação em doentes adultos com doença mental grave (Clark et al., 2004; Brunette et al., 2003). O uso prolongado de medicamentos potencialmente aditivos, como benzodiazepinas, opiáceos, barbitúricos e

Outros medicamentos para o SNC conduzem frequentemente à dependência e ao vício de medicamentos sujeitos a receita médica. Estes doentes desenvolvem dependência de medicamentos e apresentam um comportamento aberrante de procura de medicamentos a longo prazo, incluindo a utilização excessiva, incorrecta ou abusiva de medicamentos sujeitos a receita médica, pedidos de medicamentos específicos pelo nome, múltiplas consultas por causa da mesma queixa, sintomas desproporcionados em relação ao exame e múltiplas visitas ao serviço de urgência (Weiner et al., 2012). Consequentemente, os pacientes que frequentam centros de tratamento da toxicodependência referem níveis elevados de prescrição de antidepressivos e outros medicamentos psicotrópicos (Foulds et al., 2016).

Para monitorizar a prescrição imprudente e a dispensa de múltiplos medicamentos psicotrópicos e substâncias controladas pelos médicos prescritores, bem como o abuso de medicamentos prescritos por pacientes toxicodependentes, muitos estados dos EUA implementaram um Programa de Monitorização de Medicamentos Prescritos (PDMP) (Brady et al., 2014). No entanto, menos de metade dos prestadores de cuidados de saúde referem verificar regularmente a base de dados do PDMP em relação a cada novo doente ou a cada prescrição de um medicamento controlado, o que levanta questões sobre o êxito da sua implementação e eficácia (Brady et al., 2014; Irvine et al., 2014). De acordo com os prescritores, as potenciais barreiras à utilização do PDMP incluem a recuperação demorada de informações e problemas de acesso aos dados (Rutkow et al., 2015). Embora o PDMP seja obrigatório na maioria dos Estados dos EUA para reduzir a prescrição excessiva de opiáceos e outros medicamentos sujeitos a receita médica, a utilização por parte dos prescritores não só é reduzida, como também se verifica que nem todos os prescritores registados utilizam regularmente o PDMP antes de prescreverem medicamentos psicotrópicos e outras substâncias controladas (Haffajee, Jena, Weiner 2015). Estes factores contribuem para o abuso de substâncias e para o problema crescente da prescrição múltipla de medicamentos na prática psiquiátrica.

O abuso de substâncias é um problema crescente entre os jovens. Os adolescentes em famílias de acolhimento e em lares de acolhimento têm frequentemente problemas com álcool e drogas ilícitas (Vaughn et al., 2007). O abuso de poli-substâncias que envolve álcool, tabaco e marijuana é comum entre os adolescentes e requer frequentemente a prescrição de múltiplos medicamentos psicotrópicos.
drogas (Connor et al., 2014). O consumo excessivo de álcool, frequentemente observado em adolescentes, está associado a depressão, agitação, ansiedade e sintomas psicóticos, como alucinações, e é frequentemente tratado com polifarmácia psiquiátrica, que inclui benzodiazepinas de ação curta, antipsicóticos e outros medicamentos (dissulfiram, acamprosato, naltrexona) (Ramchandani et al., 2015).

Para os jovens em famílias de acolhimento, a toxicodependência comórbida está associada a

um historial de abuso físico ou sexual, um diagnóstico de perturbação depressiva major ou de perturbação maníaca, uma perturbação comportamental e o abuso prévio de substâncias é um indicador significativo de polifarmácia psiquiátrica (Yoon et al., 2011; Raghavan & Mcmillen 2008). O abuso de substâncias em pacientes pediátricos com TDAH está associado ao uso concomitante de antipsicóticos e estimulantes (Bali et al., 2015). Um diagnóstico prévio de abuso de substâncias e de doença mental, incluindo perturbação de stress pós-traumático (PTSD), DC/ODD está associado ao abuso de polissubstâncias (Vaughn et al., 2007). O abuso de drogas psicotrópicas de mais de uma classe de drogas, muitas vezes sem receita médica, é prevalente entre os estudantes universitários e inclui estimulantes (52,6%), ansiolíticos (38,4%) e antidepressivos (17,4%) (Tai et al., 2015). Portanto, os problemas de abuso de substâncias estão associados ao crescente problema de saúde pública da polifarmácia psiquiátrica, não só em adultos, mas também em crianças e adolescentes.

e) Correlatos clínicos

Os correlatos clínicos da polifarmácia nos adultos incluem caraterísticas da doença como a agudeza ou a cronicidade, a complexidade, a resistência ao tratamento, a gravidade

estado clínico, efeitos secundários extrapiramidais, duração da doença, diagnóstico clínico (depressão ou psicose), etc. (Tesfaye et al., 2016; Sneider et al., 2015; Suokas 2013, Biancosino et al., 2005). O contexto do tratamento (internamento ou ambulatório) e a medicação (antipsicótico, ansiolítico, antidepressivo, estabilizador do humor, anticolinérgico) estão associados à polifarmácia antipsicótica; estes incluem a PDA no início do tratamento, uma dose total mais elevada, a não adesão ou a adesão parcial, um historial de múltiplos antipsicóticos

mudança, tratamento com FGA, tratamento com antipsicóticos de depósito, tratamento com clozapina ou olanzapina, tratamento involuntário, maior duração do tratamento e maior tempo de internamento (Correll e Gallego 2012).

Os correlatos clínicos incluem comportamentos maníacos ou hostis em doentes graves aquando da admissão, o que constitui um indicador significativo de polifarmácia psiquiátrica em adultos aquando da alta (Biancosino et al., 2005). Foi relatado que o tratamento hospitalar anterior no último ano antes da admissão índice está associado à polifarmácia antipsicótica (Tesfaye et al., 2016; Kroken 2009). Além disso, a utilização de um algoritmo clínico e o pedido de medicação psicotrópica adicional por parte dos prestadores de cuidados são outros factores associados à polifarmácia em adultos (Ito 2005; Harrington et al., 2002).

Os correlatos clínicos em crianças e adolescentes incluem uma maior

Número de internamentos psiquiátricos anteriores, hospitalização prolongada, internamento por violência/agressão, psicose, número de diagnósticos comórbidos, estado de incapacidade e perturbações do desenvolvimento ou perturbadoras (Bali 2015; Logan 2015; Saldana 2014). A co-prescrição de SSRIs e antipsicóticos atípicos para crianças com TOC refratário ao tratamento está associada a taxas mais altas de transtorno de conduta e transtorno bipolar (Masi et al. 2009). Esses fatores clínicos predispõem adultos e adolescentes à polifarmácia psiquiátrica.

f) Prática de prescrição

As práticas de prescrição são frequentemente influenciadas pelas percepções, atitudes e conhecimentos dos psiquiatras (Correll, Shaikh et al., 2011; Ito 2005). Os médicos das áreas metropolitanas têm maior probabilidade de utilizar terapias antipsicóticas adjuvantes do que os médicos das áreas não metropolitanas (Aparasu, Jano, Bhathara, 2009). Os médicos prescritores que não trabalham num hospital universitário e os que estão menos envolvidos na investigação têm maior probabilidade de prescrever múltiplos psicotrópicos (Baandrup, Allerup et al., 2010).
Um PDA mais elevado está associado à participação dos prescritores em programas de formação

programas, reuniões científicas e conferências patrocinadas por uma empresa farmacêutica (Kreyenbuhl, Valenstein et al., 2007). Verificou-se que a prescrição de múltiplos medicamentos psicotrópicos é comparativamente menos comum entre os médicos que participam em programas locais de educação médica contínua (EMC) (Banndrup, Allerup et al., 2010). A prática de prescrição de polifarmácia está, por conseguinte, relacionada com as caraterísticas da prescrição.

As caraterísticas de prescrição associadas à APP incluem o tratamento pelo mesmo médico durante mais de dois anos, o tratamento por um médico sénior com mais experiência clínica em oposição a um estagiário, a assunção de um doente com APP de um médico anterior e a aprovação de uma determinada combinação de APP (Correll, Shaikh et al., 2011; Correll e Gallego 2012). A especialidade do prescritor e o pagador do Medicaid estão associados à prática de prescrição de antipsicóticos de longa duração (≥ 90 dias) em pacientes com esquizofrenia (Tang et al., 2017). A variação da prática clínica (prescrição de antipsicóticos acima ou abaixo da faixa recomendada nas diretrizes de prática atuais) é relatada entre psiquiatras que prescrevem antipsicóticos para pacientes internados com esquizofrenia em um hospital estadual ou centro médico de Assuntos de Veteranos nos EUA. Estados Unidos (Owen et al., 2003). Nos cuidados de saúde dos Veteran's Affairs (VA), a tendência dos prescritores para prescreverem múltiplos medicamentos psicotrópicos está associada a uma maior probabilidade de hospitalização (Sun et al., 2014). Assim, observa-se que os psiquiatras prescrevem múltiplos medicamentos na prática clínica.

Em crianças e adolescentes, os psiquiatras prescrevem mais medicamentos psicotrópicos do que os não psiquiatras, e isso é frequentemente aceite como norma (Burcu 2016; Kearns e Hawley 2014). As caraterísticas pessoais, os conhecimentos, as atitudes e os comportamentos profissionais dos pedopsiquiatras, como a leitura de revistas, as discussões com colegas, a educação médica contínua e a formação, são importantes factores de previsão das decisões de prescrição (Kearns & Hawley 2014).

Coloca-se a questão de saber por que razão os psiquiatras prescrevem mais medicamentos psicotrópicos na sua prática clínica, apesar de estarem conscientes do risco de consequências adversas associadas à prescrição de múltiplos medicamentos. Uma explicação possível é que os psiquiatras são frequentemente pressionados a concentrarem-se no tratamento medicamentoso, em vez de dedicarem tempo e esforço a avaliar cuidadosamente a melhoria global e a eficácia clínica dos doentes, dado o grande número de medicamentos disponíveis que visam novos e diferentes receptores e sintomas (Hoffman et al., 2011).

Além disso, os pedidos de medicação por parte da equipa de

enfermagem obrigam muitas vezes o psiquiatra assistente a satisfazer as suas exigências e a prescrever mais medicamentos psicotrópicos (Ito, 2005).

A polifarmácia em psiquiatria também está associada a múltiplos prescritores ou prestadores de serviços (Wilsey et al., 2010; Pierce 2012). Os prescritores desviam-se frequentemente dos algoritmos de rotina e iniciam precocemente a polifarmácia nos doentes sem considerar a monoterapia adequada (Shinfuku et al., 2012; Faries et al., 2005). Esta pode ser uma das razões para o aumento da prevalência da polifarmácia psiquiátrica. O ceticismo dos prescritores em relação à utilização de algoritmos e a perceção de que a polifarmácia psiquiátrica está reservada aos doentes graves, intratáveis e difíceis de tratar estão na base das suas práticas de prescrição (Biancosino et al., 2005; Ito 2005).

Também foram relatados preconceitos na prescrição de antipsicóticos a afro-americanos e mulheres (Chakos et al., 2006; Fleck et al., 2002). Assim, foram observadas diferenças qualitativas e quantitativas nas práticas de prescrição para pacientes de minorias entre alguns médicos, incluindo a polifarmácia e a prescrição de doses mais elevadas de antipsicóticos (Connolly 2007).

g) Factores determinantes para o doente

As atitudes dos doentes, as crenças, a influência da família, os factores culturais e as diferenças raciais e étnicas estão muitas vezes associados à poli-
farmácia (Munoz et al., 2005; Burroughs et al., 2002; Lin & Smith 2000). Os factores determinantes da polifarmácia psiquiátrica nos adultos incluem o comportamento de compra de medicamentos pelo médico, a procura de múltiplos medicamentos por parte dos doentes, o reabastecimento precoce de receitas e a utilização indevida de medicamentos sujeitos a receita médica (Farley et al., 2011; Norton et al., 2011).

Os correlatos da saúde mental dos doentes individuais e os factores comportamentais associados à polifarmácia psiquiátrica incluem comportamentos hostis ou maníacos, sintomas negativos graves de esquizofrenia e desorganização perturbações do pensamento (Morrato et al., 2007; Biancosino et al., 2005; Walkup et al., 2000). Outros factores preditores da polifarmácia psiquiátrica são as desigualdades em matéria de saúde e a variabilidade individual dos polimorfismos genéticos, do metabolismo dos medicamentos, da farmacogenética e da farmacocinética (Ninnemann et al, 2012; Arranz et al, 2011; Blanc et al, 2010; Arranz & Kapur 2008). A variação dos resultados do tratamento longitudinal, a resistência do doente ao tratamento antipsicótico, a fraca adesão e o cumprimento do tratamento podem levar a que os doentes recebam polifarmácia, formulações de depósito ou doses mais elevadas de medicamentos psicotrópicos (Li et al., 2011; Fleck et al., 2002; Conley & Kelly 2001; Walkup 2000). As percepções, expectativas, crenças culturais e atitudes dos pais e das crianças em relação aos tratamentos psiquiátricos afectam os resultados e a adesão ao tratamento de perturbações psiquiátricas pediátricas, como a depressão, a psicose, a PHDA e as perturbações da personalidade, como o TOC (Lewin et al, 2014; Stevens et al, 2009; Lazaratou 2007; Pescosilodo 2007; Dosreis 2003). A influência dos pais, incluindo o pedido ou a recomendação de medicamentos e a seleção de prestadores de cuidados de saúde em doentes pediátricos com doenças mentais, incluindo o autismo, está associada à prescrição de um ou mais medicamentos psicotrópicos (Lake et al., 2014). Caraterísticas da criança, como comportamento violento, automutilação, atividade hiperactiva ou impulsiva, comportamento disruptivo, problemas de comportamento argumentativo e agressivo são determinantes da polifarmácia pediátrica (Saldana 2014; Logan 2015). Por conseguinte, os determinantes e as caraterísticas individuais dos doentes desempenham um papel importante na polifarmácia psiquiátrica.

Capítulo 5

Consequências da polifarmácia psiquiátrica

A polifarmácia psiquiátrica tem sido relatada como tendo numerosos efeitos secundários, tais como aumento de peso, boca seca, disfunção sexual e efeitos secundários anticolinérgicos (Hashimoto et al., 2012; Haddad & Sharma 2007). A polifarmácia com SGAs está associada a um risco acrescido de síndrome metabólica, hiperlipidemia, diabetes mellitus e intolerância à glucose (Misawa et al., 2011; Lambert 2011; Kessing et al., 2010;
Suzuki et al, 2008; Correll 2007; Newcomer 2006; Taylor et al, 2005). A administração concomitante de antipsicóticos combinada com a prescrição de doses elevadas expõe os doentes à toxicidade cumulativa dos psicotrópicos e a efeitos adversos graves (Zaraa et al., 2015; Barnes e Paton 2011; Haddad 2002).

A polifarmácia psiquiátrica está também associada a um aumento da taxa de
Não cumprimento, interrupção da medicação e fraca adesão ao tratamento devido a regimes de medicação complexos e intolerâncias (Zaraa et al, 2015; Correll e Gallego 2012; McEvoy et al, 2006; Liebermann

2005) . Algumas combinações de medicamentos demonstraram ser prejudiciais devido a interações medicamentosas e ao seu efeito nas vias metabólicas do citocromo P-450 (Urichuk et al., 2008; Correll e Gallego 2012). Além disso, os custos globais mais elevados dos produtos farmacêuticos, os co-pagamentos dos doentes e os custos de saúde mental associados ao aumento da utilização dos cuidados de saúde estão a revelar-se um encargo económico significativo (Mark et al., 2007; Druss 2006). Numa análise custo-benefício de uma população ambulatória do Medicaid, a polifarmácia antipsicótica foi considerada a forma mais dispendiosa de utilização de SGA, custando até três vezes mais por doente do que a monoterapia (Stahl e Grady 2004). Noutro estudo realizado em New Hampshire, EUA, verificou-se um aumento médio dos custos da medicação de 400 dólares/mês por doente, em resultado do aumento da prevalência de PDA de 6% para 24% (Clark et al., 2002). Daqui se conclui que

Esta estratégia de prescrição de múltiplos medicamentos psicotrópicos com uma base de evidência insuficiente é um alvo importante para a investigação futura e para as tentativas de reduzir os PPA irracionais na prática clínica.

Estudos anteriores mostraram que a polifarmácia em psiquiatria de adultos e a dosagem elevada estão associadas a numerosos efeitos adversos, incluindo
aumento da morbilidade e da mortalidade (Weinmann 2009; Joukamaa et al., 2006; Montout et al., 2002; Haddad 2002). Os efeitos adversos incluem défice cognitivo, quedas, fracturas, traumatismos cranianos e danos físicos, sobretudo nos idosos e nos residentes em lares de idosos (Alzner et al, 2016; Lang et al, 2010; Hartikainen 2007; Aizenberg 2002; Ensrud et al, 2002). Foi relatado que a polifarmácia com mais de quatro medicamentos está associada a quedas relacionadas com lesões em adultos mais velhos quando um antidepressivo ou benzodiazepina é incluído no regime de medicação (Naples e Hazzar 2016). Por conseguinte, os prescritores devem ter em conta os efeitos adversos e o perfil de efeitos secundários antes de prescreverem vários medicamentos, em especial nos idosos.

Em crianças e adolescentes, os SGA (risperidona, olanzapina, clozapina) estão associados a aumento de peso, obesidade e efeitos secundários metabólicos, como hiperlipidemia, hiperinsulinemia, hipertensão e aumento do perímetro da cintura (Grover et al., 2016; Calarge, Nicole 2012; Goeb et al., 2010). O risco de diabetes mellitus tipo II relacionado com o tratamento em adolescentes associado aos antipsicóticos também é frequentemente relatado na literatura (Sohn et al., 2015; Nielsen et al., 2014; Bobo et al., 2013)

Embora as consequências negativas da polifarmácia, que são

No entanto, a literatura aponta para o facto de nem toda a

polifarmácia ser prejudicial (Kingsbury 2007).
Nos adolescentes com TDAH, o início precoce da medicação estimulante (metilfenidato) está associado a um menor consumo de substâncias psicoactivas
substâncias e uma redução significativa do risco de perturbações por abuso de substâncias na vida adulta (Dalsgaard et al., 2014; Wilens et al., 2003; Manuzza et al., 2008). Alguns estudos relataram que a administração concomitante de dois ou mais antipsicóticos não está associada a um aumento da mortalidade em comparação com a monoterapia antipsicótica (Torniainen et al., 2015; Tiihonen et al., 2012;
Baandrup et al, 2010; Khan et al, 2010). Estudos também demonstraram a adequação da polifarmácia antidepressiva para diagnósticos duplos com uso indevido de substâncias, comorbidades e outras condições de saúde (Beiske et al., 2015; Si e Wang 2014; Goodnick & Hernandez 2000). Uma revisão da literatura mostra que a administração concomitante de antipsicóticos demonstrou eficácia terapêutica manifestada numa resposta clínica desejada (Barnes e Paton 2011; Suzuki et al., 2008; Chan et al., 2007). Estudos anteriores forneceram um exemplo de aumento com um segundo

antipsicóticos em doentes com esquizofrenia que respondem parcialmente à clozapina e demonstraram uma boa resposta terapêutica (Correll et al., 2009; Paton et al., 2007). Em contrapartida, alguns estudos referiram que a adição de um segundo antipsicótico à monoterapia com clozapina em doentes esquizofrénicos revelou uma resposta clínica fraca ou nula, revelando-se assim inútil (Taylor e Smith 2009; Gibson et al., 2008). Por conseguinte, em doentes com esquizofrenia que não respondem de forma óptima à clozapina, continua a não ser claro se existe uma base de evidência que sustente um segundo antipsicótico em combinação com a clozapina. Por conseguinte, alguns estudos recomendaram a eficácia da mudança da polifarmácia antipsicótica para a monoterapia (Essock et al., 2011; Suzuki et al., 2004).

Capítulo 6
Polifarmácia útil

A ação sinérgica de certos medicamentos com diferentes mecanismos de ação melhora os resultados terapêuticos através da ativação simultânea de múltiplas vias de sinalização neuroquímica, demonstrando excelentes efeitos terapêuticos em certas condições de saúde e sublinhando assim o conceito de polifarmácia benéfica (Si & Wang 2014; Suzuki et al., 2008; Kingsbury 2007). A administração de um FGA, como o haloperidol, a um doente que está a receber um SGA, como a risperidona, durante uma psicose aguda ou agitação, demonstrou resultar numa resposta clínica positiva imediata (Gardos et al., 2005).

A prescrição simultânea de risperidona para a psicose e de quetiapina em dose baixa para a ansiedade é um exemplo de polifarmácia benéfica (Kingsbury 2007; Riedel et al., 2007). A administração simultânea de venlafaxina para o tratamento de perturbações do humor (depressão) e de amitriptilina em dose baixa para o tratamento de queixas somáticas (dor) é outro exemplo de polifarmácia benéfica (Kingsbury 2007). Este conceito de polifarmácia benéfica é relativamente novo no domínio dos cuidados de saúde.

Em doenças comórbidas, como a esclerose múltipla, a polimedicação com fármacos antiepilépticos (gabapentina, pregabalina, carbamazepina, clonazepam, etc.) demonstrou ser benéfica para sintomas como a rigidez e as convulsões e é frequentemente administrada em conjunto com antidepressivos tricíclicos (amitriptilina) para a dor neuropática e a depressão (Beiske et al., 2015). Mesmo no caso de comorbilidades como a doença de Parkinson ou a diabetes de tipo 2, os doentes com depressão e/ou dor neuropática comórbidas são controlados através de polifarmácia racional com TCA (nortriptilina), anticonvulsivantes (gabapentina, pregabalina) e SSRI (Goodnick & Hernandez 2000; Slaughter 2001). A depressão, a fadiga ou a dor relacionadas com o cancro são frequentemente controladas através de uma abordagem de polifarmácia benéfica, utilizando diferentes classes de antidepressivos: Imipramina, Amitriptilina, Fluoxetina, Paroxetina e

Mirtazapina (Goodnick & Hernandez 2000). Por conseguinte, na prática clínica, a abordagem da polifarmácia é seguida em determinadas situações clínicas e

Por conseguinte, os prescritores administram frequentemente vários medicamentos que provaram ser benéficos.

Os distúrbios afectivos, incluindo os episódios maníacos cíclicos e a perturbação bipolar recorrente, são bem controlados com carbonato de lítio como tratamento de manutenção de primeira linha e são frequentemente utilizados como adjuvantes de antidepressivos, incluindo os SSRIs/bupropiona (Yatham et al., 2013; Vieta & Valenti 2013). O lítio é também utilizado como tratamento de manutenção com anticonvulsivantes (divalproex, carbamazepina, lamotrigina) para a perturbação bipolar (Pies 2002). Estudos anteriores, incluindo os resultados de meta-análises, confirmam que o tratamento concomitante a longo prazo com lítio reduz a taxa de suicídio em doentes com perturbações afectivas (Toffol 2015; Baldessarini et al, 2006; Guzzetta 2007; Cipriani 2013; Tondo 2001; Lauterback et al, 2008). O lítio tem uma excelente eficácia clínica como estabilizador do humor adjuvante, apresenta um efeito anti-suicida, reduz a agressividade e a impulsividade e é frequentemente utilizado em combinação com outros medicamentos psicotrópicos (Molero 2015; Iskra Trifunovic 2014; Cipriani 2013).A polifarmácia antidepressiva destinada a inibir os transportadores de serotonina (5-HT) e noradrenalina (NE), juntamente com outros alvos, incluindo os receptores da monoamina oxidase (MAO), tem efeitos benéficos na depressão resistente ao tratamento (Zigman & Blier 2014). Por exemplo, o tratamento combinado com SSRIs como a fluoxetina e o inibidor da recaptação de NE desipramina é mais eficaz do que a monoterapia com qualquer um deles (Nelson et al., 2004).

Um estudo concluiu que a terapêutica combinada com três antidepressivos diferentes (mirtazapina + fluoxetina, mirtazapina + venlafaxina e mirtazapina + bupropiona) era comprovadamente mais eficaz do que a monoterapia com fluoxetina (Blier et al., 2010).

Outro estudo de Blier et al (2009) mostrou uma maior melhoria da depressão em pacientes que receberam tratamento combinado com mirtazapina e paroxetina durante seis semanas, em comparação com pacientes que receberam monoterapia. Por conseguinte, a administração concomitante de antidepressivos mais recentes com menos efeitos secundários e mais ligeiros é desejável e está associada a um menor risco de efeitos secundários (Si & Wang 2014; Millan 2014).O aumento com outro antipsicótico na presença de refractariedade ao tratamento, de condições de comorbilidade ou de gravidade da doença que resultem numa boa resposta terapêutica vale frequentemente um ensaio clínico (Gibson et al., 2008; Paton et al., 2007;Tapp et al.2003). O reforço com pregabalina (precursor da gabapentina, também utilizado como agente anti-convulsivo e analgésico neuropático) demonstrou ser benéfico nas perturbações de ansiedade resistentes ao tratamento em doentes com esquizofrenia, em combinação com benzodiazepinas (English et al., 2010). As perturbações da personalidade coexistentes, incluindo os sintomas obsessivo-compulsivos, que estão frequentemente associados à esquizofrenia, apresentam resultados favoráveis quando tratadas com uma combinação de aripiprazol com antipsicóticos pró-obsessivos (Schirmback & Zink 2013). Por exemplo, foi demonstrado que uma combinação de antipsicóticos atípicos melhora a função neurocognitiva e os sintomas obsessivo-compulsivos em doentes com esquizofrenia crónica (Schirmback & Zink 2013; Bilder 2002). Para prevenir ou reduzir o risco de efeitos secundários extrapiramidais e anticolinérgicos dos medicamentos psicotrópicos em doentes com esquizofrenia, são frequentemente utilizados na prática clínica medicamentos neuropsicotrópicos adicionais (Xiang et al., 2011; Yang et al., 2007). Estes medicamentos neuropsicotrópicos adjuvantes reduzem a salivação excessiva, os tremores, a rigidez, a agitação, a acatisia e outros sintomas adversos associados à administração de medicamentos psicotrópicos. Assim, por razões terapêuticas, a polifarmácia psiquiátrica com antipsicóticos, antidepressivos, estabilizadores do humor, anticonvulsivantes, hipnóticos sedativos, anticolinérgicos e outros medicamentos é recomendada em determinadas situações clínicas e tem demonstrado ser benéfica.

Capítulo 7

Polifarmácia nociva

Alguns estudos demonstraram que a combinação de antipsicóticos ou estratégias de aumento apresentam pouca ou nenhuma resposta clínica e, por conseguinte, revelam-se inúteis ou prejudiciais (Price et al., 2006; Tapp et al., 2005). Uma dessas terapias combinadas inúteis em doentes esquizofrénicos resistentes ao tratamento é a adição de um segundo antipsicótico, a risperidona, à monoterapia com clozapina (Barbui et al., 2009; Freudenreich et al., 2007; Honer et al., 2006). Um estudo aleatório e controlado de polifarmácia intitulado "Combining Medications to Enhance Depression Outcomes (COMED)" também não mostrou diferenças significativas na taxa de remissão e de resposta entre os grupos de tratamento após 12 semanas com combinações de antidepressivos (escitalopram-placebo; bupropiona-escitalopram; Venlafax-mirtazapina) (Rush et al., Estudos sobre perturbações afectivas mostraram que os estabilizadores do humor adicionais, como o lítio e o valproato, não têm qualquer efeito na prevenção do suicídio em doentes com perturbação bipolar, ao contrário da maioria dos estudos que relataram um efeito anti-suicida do lítio em doentes com perturbação afectiva bipolar (Oquendo et al., 2011; Brodersen 2000)Os efeitos adversos da polifarmácia incluem morte cardíaca súbita devido ao prolongamento do intervalo QT, arritmias cardíacas e torsade de pointes em doentes que tomam tioridazina, haloperidol e outros antipsicóticos atípicos, como a ziprasidona, a quetiapina e a olanzapina (Ray et al, 2009; Abdelmawla et al, 2006; Haddad 2002; Glassman et al, 2001). Por conseguinte, é necessária uma avaliação exaustiva da saúde física, dos factores de risco cardiovascular, do ECG de base, da monitorização dos sinais vitais e de uma consulta de cardiologia antes de iniciar estes medicamentos psicotrópicos, a fim de minimizar os potenciais efeitos adversos (Khasawneh & Shankar 2014; Koponen et al. Outro exemplo de polifarmácia nociva é o facto de os antipsicóticos pediátricos de segunda geração serem frequentemente prescritos para perturbações comportamentais em adolescentes sem uma indicação aprovada ou baseada em provas, conduzindo frequentemente a um aumento excessivo de peso, efeitos secundários da medicação e anomalias metabólicas (Safer 2004). Por conseguinte, os psiquiatras devem não só fazer um historial detalhado, mas também distinguir entre perturbações comportamentais e doenças psiquiátricas em adolescentes e ter cuidado ao prescreverem medicamentos psicotrópicos a crianças e adolescentes.

Capítulo 8
Orientações práticas para a polifarmácia psiquiátrica

As diretrizes práticas e os algoritmos de tratamento para as perturbações psiquiátricas difíceis de tratar e a polifarmácia são descritos em pormenor em estudos anteriores (Nizamie & Tikka 2015; Stahl et al, 2013; Buchanan et al, 2012; Moore, Buchanan et al, 2007; American Psychiatric Association 2006; Tapp et al, 2003; Meltzer 2000). Estes incluem:

1. Construir uma aliança terapêutica e uma boa relação com o paciente.
2. Fazer uma história clínica detalhada, avaliar os sintomas do paciente, fazer um diagnóstico e elaborar um plano de tratamento.
3. Efetuar um teste de gravidez em mulheres em idade reprodutiva e oferecer contraceptivos, se necessário.
4. Evitar a polifarmácia psiquiátrica e os regimes de tratamento complicados sempre que possível e iniciar um ensaio de monoterapia.
5. Evitar prescrever a mesma classe de medicamentos para tratar sintomas psiquiátricos semelhantes.
6. Rever e responder à lista de controlo de justificação da polifarmácia antes de iniciar o tratamento.
7. Discutir a gestão da medicação com o doente e a família e obter o consentimento para testes e procedimentos antes de iniciar a polifarmácia.
8. Documentar informações claras sobre as indicações para o início da polifarmácia.
9. Esperar por um período de tratamento adequado de 3 a 6 semanas antes de mudar para um novo medicamento.
10. Prescrição de medicamentos com base nos sintomas clínicos, na adesão do doente e na resposta terapêutica.
11. Começar com uma dose mais baixa e aumentar gradualmente até à dose terapêutica para obter a resposta clínica desejada.
12. Medidas objectivas de melhoria clínica utilizando escalas neuropsiquiátricas e cognitivas, conforme necessário.
13. Monitorização de problemas médicos comórbidos para tratar comorbilidades específicas.

14. Providenciar intervenções psicossociais e encaminhamento para programas de reabilitação para pacientes com abuso de substâncias, sempre que necessário. 15. Monitorização das reacções adversas ou interações medicamentosas.

16. Parar ou reduzir a dose do medicamento prejudicial.
17. Se necessário, devem ser efectuados níveis séricos de medicação, contagem sanguínea, BMP, ECG, testes de função hepática e renal.
18. Se achar que é necessário, procure uma segunda opinião.
19. Consulta de especialistas de outras áreas para tratar problemas específicos de ordem médica, cirúrgica, oftalmológica, ortopédica, dentária, etc.
20. Nunca abandonar o doente. Prestar cuidados de acompanhamento e aconselhamento regulares ao doente.
21. Organizar uma consulta de farmacologia para se informar sobre a dose, a frequência de administração do medicamento, o metabolismo hepático ou renal, os efeitos secundários e as possíveis interações medicamentosas antes de prescrever vários medicamentos.
22. Participação na monitorização contínua dos medicamentos e na monitorização do tratamento através da utilização institucional de medicamentos e de revisões pelos pares.

Capítulo 9
Recomendações sobre polifarmácia psiquiátrica

Meta-análises recentes mostraram que a polifarmácia psiquiátrica é superior à monoterapia, uma vez que é menos ineficaz e causa poucas descontinuações em doentes psiquiátricos (Correll et al., 2009; Chan & Sweeting 2007; Bilder et al., 2002). Estudos anteriores recomendaram a polifarmácia antipsicótica em determinados contextos clínicos (Nizamie & Tikka 2015; Si & Wang 2014; Millan 2014; Stahl et al, 2013; Thase 2013; Fujita et al, 2013; Kuehn 2013; Schirmback & Zink 2013; Vieta & Valenti 2013; Maayan et al, 2011; Xiang et al, 2011; Chang 2010; Gelenberg 2010; Zink et al, 2010; Suzuki et al, 2008; Paton et a l., 2007; Moore, Buchanan et al, 2012; Moore, Covell et al, 2007; Yang et al, 2007; Horacek et al, 2006; Gardos et al, 2005; Faries et al, 2005; Miyamoto et al, 2005; Remington et al, 2005; Josaiassen et al, 2005; Lehman et al, 2004; Bilder et al, 2002). As recomendações para a polifarmácia psiquiátrica incluem:

1. **Adição de um antipsicótico de primeira geração a um antipsicótico de segunda geração para a agitação durante o tratamento agudo de agitação ou paranoia.**

   Este método é amplamente utilizado na prática clínica, em particular no contexto de internamento, e demonstrou uma resposta clínica desejável quando uma combinação de um antipsicótico de ação curta (Haldol), uma benzodiazepina (Ativan) e um anticolinérgico (Benadryl) é administrada por via parentérica a um doente inquieto e violento que está a ser tratado com um antipsicótico atípico.

2. A polifarmácia antipsicótica só deve ser utilizada como último recurso quando as tentativas de monoterapia falham. Apesar das diretrizes para a monoterapia, a polifarmácia antipsicótica é iniciada precocemente, continuada durante longos períodos de tempo e representa um desvio significativo das diretrizes de tratamento.

3. **Sinergismo no mecanismo de ação dos medicamentos**
   Terapia antipsicótica combinada com antipsicóticos atípicos e

O medicamento convencional demonstrou um efeito sinérgico e uma melhoria dos sintomas positivos persistentes através do bloqueio de vários receptores dopaminérgicos e serotoninérgicos.

4. **Foco específico em grupos de sintomas de doenças psiquiátricas que requerem tratamento**
   No tratamento da ansiedade e dos sintomas positivos e/ou negativos da esquizofrenia em monoterapia, é muitas vezes benéfico adicionar um segundo antipsicótico atípico ou benzodiazepinas para tratar grupos de sintomas específicos.

5. **Reforço nas perturbações psiquiátricas resistentes ao tratamento** Se um doente não responder aos ensaios com antipsicóticos ou responder de forma subóptima à clozapina em particular, pode ser útil adicionar um segundo medicamento antipsicótico.

6. **Além disso, podem ser administrados medicamentos neuropsicotrópicos, sedativos, estabilizadores do humor e antidepressivos para determinadas áreas de sintomas ou para minimizar os efeitos secundários.**
   A combinação de antipsicóticos e de psicotrópicos adjuvantes, incluindo estabilizadores do humor, hipnóticos sedativos e antidepressivos, é benéfica para o tratamento orientado de áreas específicas de sintomas de agressão e de perturbações afectivas, incluindo sintomas positivos e negativos da esquizofrenia, ansiedade e sintomas depressivos major comórbidos. Anticolinérgicos

   e antiparkinsónicos podem ser administrados a doentes esquizofrénicos como terapêutica complementar para reduzir o risco de sintomas anticolinérgicos e extrapiramidais associados aos antipsicóticos.

7. **O tratamento com medicamentos psicotrópicos, incluindo antipsicóticos de ação prolongada, pode ser continuado para evitar uma recaída.**

Os tratamentos antipsicóticos de manutenção contínua, incluindo os antipsicóticos injectáveis de ação prolongada, devem ser continuados para evitar a deterioração ou a recaída.

8. **O tratamento com preparações combinadas de antipsicóticos pode ser continuado se se revelar terapeuticamente eficaz e seguro.** Alguns estudos e situações clínicas demonstraram que uma combinação de antipsicóticos é superior à monoterapia. Com combinações de antipsicóticos atípicos (olanzapina e risperidona), observam-se efeitos neurocognitivos positivos em comparação com a monoterapia com haloperidol. Por conseguinte, os antipsicóticos combinados podem ser mantidos em termos de eficácia terapêutica e de segurança.

9. **As perturbações da personalidade (TOC) na esquizofrenia podem ser tratadas com uma combinação de antipsicóticos atípicos.**
A administração simultânea de aripiprazol ou amisulprida com antipsicóticos anti-serotoninérgicos conduziu a uma melhoria das perturbações obsessivo-compulsivas, que ocorrem frequentemente em simultâneo em doentes com esquizofrenia. Os sintomas obsessivo-compulsivos comórbidos podem, portanto, ser eficazmente tratados com medicação antipsicótica atípica combinada.

10. Polifarmácia antidepressiva com medicamentos de diferentes classes que podem ser administrados para a depressão resistente ao tratamento.
As diretrizes práticas da Associação Americana de Psiquiatria recomendam a prescrição de antidepressivos de diferentes classes a doentes com depressão resistente ao tratamento que demonstrem um benefício terapêutico inicial do efeito sinérgico da utilização de medicamentos com diferentes mecanismos de ação.

11. No caso das perturbações afectivas/do humor, podem ser seguidos os seguintes passos para a polifarmácia:

Nos casos de benefício parcial e efeitos secundários ligeiros, existem três opções recomendadas: (a) aumentar a dose do primeiro fármaco; (b) mudar para uma classe diferente de fármacos; (c) suplementar o primeiro fármaco com um antidepressivo de segunda geração com um mecanismo de ação diferente, que deverá melhorar o resultado terapêutico sem aumentar os efeitos secundários.

12. Abordagem de tratamento multimodal para perturbações do humor resistentes ao tratamento, incluindo perturbação depressiva major e depressão bipolar.

No caso das perturbações do humor que não respondem ao tratamento padrão, é aceitável combinar dois ou mesmo três medicamentos com mecanismos de ação diferentes ou com efeitos sinérgicos, incluindo lítio e anticonvulsivantes (valproato, lamotrigina), antipsicóticos atípicos, melatonina, buspirona e tiroxina, para reforçar o efeito antidepressivo dos SSRI.

13. No caso dos adolescentes, considerar primeiro os métodos não farmacológicos e usar de discrição antes de prescrever medicamentos psicotrópicos

No caso das crianças e adolescentes, siga as recomendações da campanha Choosing Wisely da Associação Americana de Psiquiatria e evite prescrever antipsicóticos por rotina para tratar perturbações comportamentais em jovens. Isto é particularmente importante na prática psiquiátrica, uma vez que os pedopsiquiatras prescrevem mais medicamentos psicotrópicos.

Capítulo 10

Conclusão

A tendência para a prescrição de múltiplos medicamentos psicotrópicos, também conhecida por polifarmácia psiquiátrica, está generalizada na prática clínica. A administração simultânea de vários medicamentos aumenta o risco de interações medicamentosas e de efeitos adversos, incluindo a mortalidade e a morbilidade. Está generalizada não só nos adultos, mas também nas crianças e nos adolescentes. A polifarmácia psiquiátrica está a aumentar em todo o mundo e constitui um importante problema de saúde pública. As causas da prescrição de múltiplos medicamentos psicotrópicos são multifactoriais e não são claramente compreendidas. Foram relatados factores sociodemográficos, correlatos clínicos, condições psiquiátricas e médicas em que se observa polifarmácia psiquiátrica.

No entanto, a maioria dos estudos publicados demonstrou que a prescrição de vários medicamentos psicotrópicos está associada a consequências negativas. Na prática, porém, nem toda a polifarmácia é prejudicial. A administração de medicamentos com diferentes mecanismos de ação, que actuam em diferentes áreas neurológicas, pode ser benéfica.
As vias químicas do medicamento revelam-se frequentemente benéficas do ponto de vista terapêutico. Polifarmácia

demonstrou também ser útil em doentes com perturbações psicóticas ou afectivas que têm um duplo diagnóstico de abuso de substâncias, perturbações da personalidade e doenças médicas co-mórbidas. Este conceito de polifarmácia benéfica é relativamente novo na prática psiquiátrica. Por conseguinte, a administração de múltiplos medicamentos psicotrópicos justifica-se e é recomendada quando uma tentativa de monoterapia falha ou em determinadas situações clínicas, por exemplo, resistência ao tratamento.

Apesar das vantagens e desvantagens da prescrição de múltiplos medicamentos psicotrópicos, ainda não existem estudos sobre a eficácia da polifarmácia e não há polifarmácia baseada em provas na prática clínica. A literatura atual sobre os benefícios e os riscos da polifarmácia psiquiátrica apresenta

Limitações no que respeita à qualidade dos estudos de investigação e à consistência dos resultados. São necessários ensaios aleatórios controlados para testar a eficácia e a segurança da polifarmácia psiquiátrica.

Embora algumas diretrizes práticas para a administração de polifarmácia sejam apoiadas por estudos anteriores, os médicos devem atualizar os seus conhecimentos sobre a investigação existente, seguir as diretrizes de tratamento e aderir às recomendações para a prescrição de múltiplos medicamentos psicotrópicos em doentes psiquiátricos que possam beneficiar de polifarmácia psiquiátrica.

Referências

Escolha sensata da Fundação ABIM. American Psychiatric Association: Five things doctors and patients should question. Disponível no sítio Web: http://www.choosingwisely.org/doctor-patient-lists/american-psychiatric-association

Associação Americana de Psiquiatria. American Psychiatric Association Practice Guidelines for the treatment of psychiatric disorders: compendium 2006. American Psychiatric Pub; 2006.

Abdelmawla N, Mitchell AJ. Morte súbita cardíaca e antipsicóticos. Parte 1: Factores de risco e mecanismos. Adv Psychiatr Treat 2006; 12(1): 35-44.

Arranz MJ, Rivera M, Munro JC. Farmacogenética da resposta a antipsicóticos em pacientes com esquizofrenia. CNS drugs 2011; 25(11): 933-69.

Arranz MJ, Kapur S. Pharmacogenetics in psychiatry: are we ready for widespread clinical application? Schizophr Bull 2008; 34(6): 1130-44.

Aizenberg D, Sigler M, Weizman A, Barak Y. Anticholinergic exposure and risk of falls in elderly psychiatric patients: a 4-year case-control study. Int Psychogeriatr 2002; 14(03): 307-10.

Alzner R, Bauer U, Pitzer S, Schreier MM, Osterbrink J, Iglseder B. Polifarmácia, medicação potencialmente inadequada e estado cognitivo em residentes de lares de idosos austríacos: resultados do estudo OSiA. Wiener Medizinische Wochenschrift 2016; 166(5-6): 161-5.

Ananth J. A polifarmácia antipsicótica a longo prazo é predominante entre os beneficiários do Medicaid com esquizofrenia. Evid Based Ment Health 2005; 8(2): 55.

Aparasu RR, Jano E, Bhatara V. Concomitant antipsychotic prescribing in US outpatient settings. Res Social Adm Pharm 2009; 5 (3): 234-41.

Baandrup L, Allerup P, Nordentoft M, Lublin H, Glenthoj BY. Explorar as diferenças regionais na prática da co-prescrição de antipsicóticos: um inquérito por questionário dinamarquês. J Clin Psychiatry 2010; 71 (11): 1457- 64.

Baandrup L, Gasse C, Jensen VD, Glenthoj BY, Nordentoft M,

Lublin H, Fink-Jensen A, Lindhardt A, Mortensen PB. Polifarmácia antipsicótica e risco de morte natural em doentes com esquizofrenia: um estudo de caso-controlo aninhado de base populacional. J Clin Psychiatry 2010; 71(2): 103-10.

Bai YM, Chen TT, Liou YJ, Hong CJ, Tsai SJ. Associação entre polimorfismos HTR2C e síndrome metabólica em pacientes com esquizofrenia tratados com antipsicóticos atípicos. Schizophr Res 2011;125 (2):179-86.

Baldessarini RJ, Tondo L, Davis P, Pompili M, Goodwin FK, Hennen J. Reduced risk of suicide and suicide attempts during long-term treatment with lithium: a meta-analytic review. Bipolar Disord 2006; 8(5): 625-39.

Bali V, Kamble PS, Aparasu RR. Predictors of concomitant use of antipsychotics and stimulants and their impact on stimulant persistence in paediatric attention deficit hyperactivity disorder. J Manag Care Spec Pharm. 2015; 21(6): 486-98.

Barbui C, Signoretti A, Mule S, Boso M, Cipriani A. A adição de um segundo antipsicótico melhora o tratamento com clozapina? Schizophr Bull 2009; 35(2): 458-68.

Barbui C, Nose M, Mazzi MA, Thornicroft G, Schene A, Becker T, Bindman J, Leese M, Helm H, Koeter M, Weinmann S, Tansella M. Persistência da polifarmácia e da dosagem excessiva em doentes com esquizofrenia tratados em quatro países europeus. Int Clin Psychopharmacol 2006; 21(6): 355-62.

Barnes TR, Paton C. Polifarmácia antipsicótica na esquizofrenia. CNS drugs 2011; 25(5): 383-99.

Barnes TR, Mutsatsa SH, Hutton SB, Watt HC, Joyce EM. Comorbid substance use and age at onset of schizophrenia. Br J Psychiatry 2006; 188(3): 237-42.

Beiske GA, Holmoy T, Beiske AG, Johannessen SI, Johannessen Landmark C. Polifarmácia antiepiléptica e antidepressiva em pacientes com esclerose múltipla. Mult Scler Int 2015:317859.

Bhattacharjee S, Goldstone L, Warholak T. Prevalence, patterns and predictors of psychotropic polypharmacy among older individuals with Parkinson's disease in long term care settings in the United States. J Parkinson's dis. 2016; 6(1):247-55.

Biancosino B, Barbui C, Marmai L, Dona S, Grassi L. Determinantes de polifarmácia antipsicótica em doentes psiquiátricos internados:

um estudo prospetivo. Int Clin Psychopharmacol 2005; 20(6): 305-9.

Bilder RM, Goldman RS, Volavka J, Czobor P, Hoptman M, Sheitman B, Lindenmayer JP, Citrome L, McEvoy J, Kunz M, Chakos M, Cooper TB, Horowitz TL, Lieberman JA. Neurocognitive effects of clozapine, olanzapine, risperidone, and haloperidol in patients with chronic schizophrenia or schizoaffective disorder. Am J Psychiatry 2002; 159(6): 1018-28.

Blanc O, Brousse G, Meary A, Leboyer M, Llorca PM. Farmacogenética da eficácia dos antipsicóticos na esquizofrenia: aspectos farmacodinâmicos. Revisão e implicações para a investigação clínica. Fundam Clin Pharmacol 2010; 24(2): 139-60.

Blier P, Ward HE, Tremblay P, Laberge L, Hebert C, Bergeron R. Combinação de medicamentos antidepressivos desde o início do tratamento para a perturbação depressiva major: um estudo aleatório em dupla ocultação. Am J Psychiatry 2010; 167(3): 281-88.

Blier P, Gobbi G, Turcotte JE, de Montigny C, Boucher N, Hebert C, Debonnel G. Mirtazapina e paroxetina na depressão major: uma comparação da monoterapia com a sua combinação desde o início do tratamento. Eur Neuropsychopharmacol 2009; 19(7): 457-65.

Bly MJ, Taylor SF, Dalack G, Pop-Busui R, Burghardt KJ, Evans SJ, McInnis MI, Grove TB, Brook RD, Zollner SK, Ellingrod VL. Síndrome metabólica no transtorno bipolar e esquizofrenia: fatores dietéticos e de estilo de vida em comparação com a população em geral. Bipol Dis 2014;16(3): 277-88.Bobo WV, Cooper WO, Stein CM, Olfson M, Graham D, Daugherty J, Fuchs C, Ray WA. Antipsicóticos e o risco de diabetes mellitus tipo 2 em crianças e adolescentes. JAMA Psych 2013; 70(10):1067-75.

Brady JE, Wunsch H, DiMaggio C, Lang BH, Giglio J, Li G. Monitorização de medicamentos sujeitos a receita médica e dispensa de opiáceos sujeitos a receita médica. Pub Health Rep 2014;129 (2):139-47.

Bridler R, Haberle A, Muller ST, Cattapan K, Grohmann R, Toto S, Kasper S, Greil W. Tratamento psicofarmacológico de 2195 pacientes internados com transtorno de personalidade limítrofe: uma comparação com outros transtornos psiquiátricos. Eur Neuropsychopharmacol 2015; 25(6): 763-72.

Brink M, Green A, Bojesen AB, Lamberti S, Conwell Y, Andersen K.

Saúde física, medicação e utilização de cuidados de saúde em pessoas de 70 anos com esquizofrenia: um estudo de registo dinamarquês a nível nacional. Am J Geriatr Psychiatr 2017.

Brodersen A, Licht RW, Vestergaard P, Olesen AV, Mortensen PB. Sixteen-year mortality in patients with affective disorders treated with lithium. Br J Psychiatry 2000; 176: 429-33.

Brunette MF, Noordsy DL, Xie H, Drake RE. Benzodiazepine use and abuse in patients with severe mental illness and co-occurring substance use disorders (Uso e abuso de benzodiazepinas em doentes com doença mental grave e perturbações associadas ao consumo de substâncias). Psychiatr Serv 2003; 54(10): 1395-1401.

Buchanan RW, Kreyenbuhl J, Kelly DL, Noel JM, Boggs DL, Fischer BA, Himelhoch S, Fang B, Peterson E, Aquino PR, Keller W. As recomendações de tratamento psicofarmacológico e as declarações resumidas do PORT da esquizofrenia de 2009. FOCUS 2012 ;10(2):194-216.

Burcu M, Safer DJ, Zito JM. Prescrição de antipsicóticos para transtorno de conduta em adolescentes nos Estados Unidos: especialização médica, cobertura de seguro e terapias complexas. Pharmacoepidemiol Drug Saf 2016; 25(1): 2634.

Bushardt RL, Massey EB, Simpson TW, Ariail JC, Simpson KN. Polypharmacy: misleading but manageable. Clin Interv Aging 2008; 3(2): 383.

Burroughs VJ, Maxey RW, Levy RA. Racial and ethnic differences in drug response: towards individualised pharmaceutical treatment. J Natl Med Assoc 2002; 94(10): 1.

Calarge CA, Nicol G, Xie D, Zimmerman B. Correlatos de ganho de peso durante o tratamento a longo prazo com risperidona em crianças e adolescentes. Psiquiatria da Infância e Adolescência Saúde Mental 2012; 6(1):1.

Constantine RJ, Boaz T, Tandon R. Antipsychotic polypharmacy in the treatment of children and adolescents in the fee-for-service component of a large state Medicaid programme. Clin Ther 2010; 32(5): 949-59.

Centorrino F, Eakin M, Bahk WM, Kelleher JP, Goren J, Salvatore P, Egli S, Baldessarini RJ. Inpatient use of antipsychotic medications in 1998, 1993, and 1989 Am J Psychiatr 2002;159(11):1932-35.

Chadda RK, Ramshankar P, Deb KS, Sood M. Metabolic syndrome na esquizofrenia: diferenças entre pacientes que não receberam antipsicóticos e pacientes tratados. J Pharmacol Pharmacother 2013; 4(3):176.

Chakos MH, Glick ID, Miller AL, Hamner MB, Miller DD, Patel JK, Tapp A, Keefe RS, Rosenheck RA. Secção especial sobre os dados de base do CATIE:

Valor de referência da utilização concomitante de medicamentos psicotrópicos para tratamento

Esquizofrenia no estudo CATIE. Psychiatr Serv 2006;57(8):1094-101.

Chan J., Sweeting M. Revisão: Combination therapy with non-clozapine atypical antipsychotic medications: a review of current evidence. J Psychopharmacol 2007; 21(6): 657-64.

Chang T, Fava M. O futuro da psicofarmacologia da depressão. J Clin Psychiatry 2010; 71: 971-75.

Charlesworth CJ, Smit E, Lee DS, Alramadhan F, Odden MC. Polifarmácia entre adultos com 65 anos ou mais nos Estados Unidos: 1988-2010. J Gerontol Series A: Biol Sc Med Sc. 2015:glv013.

Chee KY, Tripathi A, Avasthi A, Chong MY, Xiang YT, Sim K, Kanba S, He YL, Lee MS, Chiu HF, Yang SY. Padrões de prescrição de antidepressivos em crianças e adolescentes: Resultados da investigação sobre o padrão de prescrição de psicotrópicos na Ásia. East Asian Arch Psychiatr 2016; 26(1):10.

Cho SJ, Yook K, Kim B, Choi TK, Lee KS, Kim YW, Lee JE, Suh S, Yook KH, Lee SH. O reforço com mirtazapina melhora as capacidades cognitivas e reduz os sintomas negativos em doentes com esquizofrenia tratados com risperidona: um ensaio aleatório controlado. Progress in NeuroPsychopharmacology and Biological Psychiatry 2011; 35(1):208-11.

Cipriani A, Hawton K, Stockton S, Geddes JR. Lítio na prevenção do suicídio em transtornos do humor: revisão sistemática atualizada e meta-análise. BMJ 2013: f3646

Clark RE, Xie H, Brunette MF. Benzodiazepine prescribing practices and substance misuse in persons with severe mental illness. J Clin Psychiatry 2004; 65(2): 151-155.

Clark RE, Bartels SJ, Mellman TA, Peacock WJ. Tendências actuais da terapêutica antipsicótica combinada para a esquizofrenia e a

Transtorno esquizoafetivo: implicações para a política pública de saúde mental. Schizophr Bull 2002; 28 (1): 75- 8.

Comer JS, Olfson M, Mojtabai R. National trends in child and adolescent psychotropic polypharmacy in practice, 1996-2007 J Am Acad Child Adolescente Psychiatry 2010; 49: 1001- 1010.

Conley RR, Kelly DL. Treatment of treatment resistance in schizophrenia (Tratamento da resistência ao tratamento na esquizofrenia). Biol Psychiatry 2001; 50(11): 898-911.

Connolly A, Taylor D. Does ethnic influence prescribing of medication for acute psychosis? Avaliação por uma vinheta de caso. Ther Adv Psychopharmacol 2016; 6(3): 17277.

Connolly A, Taylor D. Ethnicity and quality of antipsychotic prescribing in south London inpatients (Etnia e qualidade da prescrição de antipsicóticos em doentes internados no sul de Londres). Br J Psychiatry 2008; 193: 161-2.

Connolly A, Rogers P, Taylor D. Antipsychotic prescribing quality and ethnicity - a study of hospitalised patients in south east London (Qualidade da prescrição de antipsicóticos e etnia - um estudo de pacientes hospitalizados no sudeste de Londres). J Psychopharmacol 2007; 21: 191-7.

Connor JP, Gullo MJ, White A, Kelly AB. Uso de polissubstâncias: desafios diagnósticos, padrões de uso e saúde. Curr Opin Psychiatr 2014; 27(4): 269-75.

Correll CU, Detraux J, De Lepeleire J, De Hert M. Effects of antipsychotics, antidepressants and mood stabilisers on risk for physical diseases in people with schizophrenia, depression and bipolar disorder. World Psychiatr 2015;14(2):119-36.

Correll CU, Gallego JA. Polifarmácia antipsicótica. Psychiatr Clin 2012; 35(3): 661-81.

Correll CU, Shaikh L, Gallego JA. Antipsychotic polypharmacy: prescribers' attitudes, knowledge and behaviour (Polifarmácia antipsicótica: atitudes, conhecimentos e comportamentos dos prescritores). Schizophr Res 2011;131(1-3):58-62.

Correll CU, Rummel-Kluge C, Corves C, Kane JM, Leucht S. Antipsychotic combinations vs. monotherapy in schizophrenia: a meta-analysis of randomised controlled trials. Schizophr Bull 2009; 35(2): 443-57.

Correll CU, Frederickson AM, Kane JM, Manu P. Does

polypharmacy with antipsychotics increase the risk of metabolic syndrome? Schizophr Res 2007; 89(1): 91-100.

Covell NH, Jackson CT, Evans AC, Essock SM. Antipsychotic prescribing practices in the Connecticut public mental health system: rates of medication switching and prescribing style. Schizophr Bull 2002; 28(1): 17-29.

deTorre AL, Lertxundi U, Hernandez R, Medrano J. Polifarmácia antipsicótica: uma agulha num palheiro? Gen Hosp Psychiatry 2012; 34(4): 423-32.

Dalsgaard S, Mortensen PB, Frydenberg M, Thomsen PH. PHDA, tratamento com estimulantes na infância e posterior abuso de substâncias em

Idade adulta - um estudo naturalista de acompanhamento a longo prazo. Addict Behav 2014; 39(1): 325-8.

Demjaha A, Murray RM, McGuire PK, Kapur S, Howes OD: Capacidade de síntese de dopamina em pacientes com esquizofrenia resistente ao tratamento. Am J Psychiatry 2012;169:1203-10.

Diaz-Caneja CM, Espliego A, Parellada M, Arango C, Moreno C. Polifarmácia com antidepressivos em crianças e adolescentes. Int J Neuropsychopharmacol 2014;17(7):1063-82.

Diaz FJ, de Leon J. Excessive dosing of antipsychotics in 2 state hospitals in the USA. J Clin Psychiatry 2002; 63: 998-1003.

Dixit D, Endicott J, Burry L, Ramos L, Yeung SY, Devabhakthuni S, Chan C, Tobia A, Bulloch MN. Management of acute alcohol withdrawal syndrome in critically ill patients. Farmacoterapia: J Hum Pharmacol Drug Ther 2016; 36(7):797-822.

Dodge T, Hoagland MF. O uso de esteróides anabolizantes androgénicos e polifarmácia: uma revisão da literatura. Drug Alcohol Dependence 2011;114(2):100-9.

Dosreis S, Zito JM, Safer DJ, Soeken KL, Mitchell Jr JW, Ellwood LC. Parental perceptions and satisfaction with stimulant medication for the treatment of attention-deficit/hyperactivity disorder (Percepções parentais e satisfação com a medicação estimulante para o tratamento da perturbação de défice de atenção/hiperatividade). J Dev Behav Pediatr 2003; 24(3):155-62.

Douzenis A, Apostolopoulos A, Seretis D, Rizos EN, Christodoulou C, Lykouras L. The impact of ethnicity on prescribing practices and treatment

Resultados em doentes hospitalizados com esquizofrenia na Grécia. BMC Psychiatr 2011; 11(1): 1.

Druss BG. Rising mental health costs: what do we get for our money? Health Aff (Millwood) 2006; 25 (3): 614- 622.

Dutta M, Prashad L. Prevalence and risk factors of polypharmacy among elderly in India: Evidence from SAGE Data 2015 (Prevalência e factores de risco da polifarmácia entre os idosos na Índia: dados do SAGE 2015).

Englisch S, Eer A, Enning F, Hohmann S, Schanz H, Zink M. Augmentation with pregabalin in schizophrenia. J Clin Psychopharmacol 2010; 30(4): 437-40.

Ensrud KE, Blackwell TL, Mangione CM, Bowman PJ, Whooley MA, Bauer DC, Schwartz AV, Hanlon JT, Nevitt MC. Medicamentos para o sistema nervoso central e o risco de quedas em mulheres idosas. J Am Geriatr Soc 2002; 50(10):1629-37.

Essock SM, Schooler NR, Stroup TS, McEvoy JP, Rojas I, Jackson C, Covell NH. Eficácia da mudança de polifarmácia antipsicótica para monoterapia. Am J Psychiatr 2011;168(7):702-8.

Farley JF, Wang CC, Hansen RA, Voils CI, Maciejewski ML. Continuidade do tratamento com medicação antipsicótica para pacientes com esquizofrenia do Medicaid. Psychiatr Serv 2011; 62(7): 747-52.

Faries D, Ascher-Svanum H, Zhu B, Correll C, Kane J. Antipsychotic monotherapy and polypharmacy in the naturalistic treatment of schizophrenia with atypical antipsychotics. BMC Psychiatry 2005; 5(1): 1.

Fishbain DA. Polypharmacy treatment approaches for psychiatric and somatic comorbidities in patients with chronic pain. Am J Phys Med Rehabil 2005; 84(3): S56-63.

Fleck DE, Hendricks WL, Delbello MP, Strakowski SM. Differential prescribing of maintenance antipsychotics to African American and white patients with new-onset bipolar disorder. J Clin Psychiatry 2002; 63: 65864.

Fleischhacker WW, Uchida H. Revisão crítica da polifarmácia antipsicótica no tratamento da esquizofrenia. Int J Neuropsychopharmacol 2014; 17(07): 1083-93.

Fontanella CA, Warner LA, Phillips GS, Bridge JA, Campo JV. Tendências na polifarmácia psicotrópica entre adolescentes inscritos no Ohio Medicaid, 2002-2008. Psychiatr Serv 2014; 65 (11): 1332-40.

Fornaro M, De Berardis D, Koshy AS, Perna G, Valchera A, Vancampfort D, Stubbs B. Prevalência e caraterísticas clínicas associados à polifarmácia no transtorno bipolar: uma revisão sistemática. Neuropsychiatr Dis Treat 2016;12:719.

Foulds JA, Rouch S, Spence J, Mulder RT, Sellman JD. Medicamentos psicotrópicos prescritos entre pacientes em tratamento de dependência de internação. Álcool e Alcoolismo 2016; 51(5):622-23.

Francois D, Roth SD, Klingman D. The Efficacy of pharmacotherapy for borderline personality disorder: A Review of the Available Randomised Controlled Trials (A eficácia da farmacoterapia para a perturbação de personalidade borderline: uma revisão dos ensaios clínicos aleatórios disponíveis). Psychiatr Ann 2015; 45(8): 431-37.

Freudenreich O, Henderson DC, Walsh JP, Culhane MA, Goff DC. Risperidone augmentation in schizophrenia partially responsive to clozapine: a double-blind, placebo-controlled trial. Schizophr Res 2007; 92(1): 90-4.

Fujita J, Nishida A, Sakata M, Noda T, Ito H. Dosagem excessiva e polifarmácia de antipsicóticos causada por pro re nata em pacientes agitados com esquizofrenia. Psychiatry Clin Neurosci 2013; 67(5): 345-51.

Gallego JA, Bonetti J, Zhang J, Kane JM, Correll CU. Prevalência e correlações da polifarmácia antipsicótica: uma revisão sistemática e metaregressão das tendências globais e regionais dos anos 70 a 2009. Schizophr Res 2012 ;138(1): 18-28.

Ganguly R, Kotzan JA, Miller LS, Kennedy K, Martin BC. Prevalência, tendências e factores associados à polifarmácia antipsicótica em doentes com esquizofrenia abrangidos pelo Medicaid, 1998-2000 J Clin Psychiatry 2004; 65(10): 1377-88.

Gardos G. Antipsychotic polypharmacy or monotherapy. Neuropsychopharmacol Hung 2005; 7(2): 72-7.

Gibson AP, Patel NC, Lauriello J. Combinações antipsicóticas cegas Passo ou lógica? O uso de > 1 antipsicótico pode ser razoável para alguns pacientes resistentes ao tratamento, mesmo que não seja apoiado por evidências. Curr Psychiatry 2008; 7(7): 40.

Gelenberg AJ, Freeman MP, Markowitz JC, Rosenbaum JF, Thase ME, Trivedi MH, Van Rhoads RS, Reus VI, J Raymond DePaulo Jr MD, Fawcett

JA, Schneck CD. Diretrizes práticas para o tratamento de doentes com perturbação depressiva major. 3ª ed. Am J Psychiatry 2010; 167(10): 152.

Gnjidic D, Hilmer SN, Blyth FM, Naganathan V, Waite L, Seibel MJ, McLachlan AJ, Cumming RG, Handelsman DJ, Le Couteur DG. Corte de polifarmácia e resultados: cinco ou mais medicamentos foram usados para identificar homens idosos residentes na comunidade em risco de diferentes resultados adversos. J Clin Epidemiol 2012; 65(9): 989-95.

Glassman AH, Bigger Jr JT. Antipsicóticos: Prolongamento do intervalo QTc, torsade de pointes e morte súbita. Am J Psychiatry 2001; 158: 177482.

Glezer A, Byatt N, Cook R, Rothschild AJ. Taxas de prevalência de polifarmácia no tratamento da depressão unipolar numa clínica de ambulatório. J Affect Disord 2009;117(1):18-23.

Goodnick PJ, Hernandez M. Treatment of depression in comorbid medical illness (Tratamento da depressão em doenças médicas comórbidas). Expert Opin Pharmacother 2000;1(7):1367-84.

Goeb JL, Marco S, Duhamel A, *et al.* Efeitos secundários metabólicos da risperidona na esquizofrenia de início precoce. L'Encephale. 2010; 36(3): 242-52.

Grover S, Hazari N, Chakrabarti S, Avasthi A. Perturbações metabólicas, perfil de efeitos secundários e eficácia da clozapina em adolescentes. Indian J Psychol Med 2016; 38(3): 224-33.

Gordon PC, Xavier JC, Louza MR. Ganho de peso, distúrbios metabólicos e cuidados com a saúde física em uma amostra brasileira de pacientes ambulatoriais com esquizofrenia. Neuropsychiatr Dis Treat 2013; 9: 133-8.

Goren JL, Parks JJ, Ghinassi FA, Milton CG, Oldham JM, Hernandez P, Chan J, Hermann RC. Quando é que a polifarmácia antipsicótica é apoiada por provas de investigação? Implicações para a QI. Jt Comm J Qual Patient Saf 2008; 34(10): 571-82.

Guzzetta F, Tondo L, Centorrino F, Baldessarini RJ. O tratamento com lítio reduz o risco de suicídio na perturbação depressiva major recorrente. J Clin Psychiatry 2007; 68(3): 380-83

Gyllenberg D, Sourander A. Utilização de drogas psicotrópicas e polifarmácia entre adolescentes e jovens adultos: resultados do Finnish 1981 Nationwide Birth Cohort Study. Nordic J Psychiatr 2012; 66(5): 336-42.

Haddad P, Sharma S. Adverse effects of atypical antipsychotics: Differential risk and clinical implications. CNS Drugs 2007; 21(11): 911-36.

Haddad PM, Anderson IM. Antipsychotic-induced QTc prolongation, torsade de pointes and sudden death. Drugs 2002; 62(11): 1649-71.

Haffajee RL, Jena AB, Weiner SG. Utilização obrigatória de programas de monitorização de medicamentos sujeitos a receita médica. JAMA 2015; 313(9): 891-2.

Haider SI, Johnell K, Weitoft GR, Thorslund M, Fastbom J. The Influence of Educational Level on Polypharmacy and Inappropriate Drug Use: A register-based study of more than 600,000 older people. J Am Geriatr Soc 2009; 57(1): 62-9.

Harrington M, Lelliott P, Paton C, Okocha C, Duffett R, Sensky T. The results of a multi-centre audit of the prescribing of antipsychotic drugs for in-patients in the UK (Os resultados de uma auditoria multicêntrica da prescrição de medicamentos antipsicóticos para doentes internados no Reino Unido). Psychiatr Bull 2002; 26: 414-41.

Hartikainen S, Lonnroos E, Louhivuori K. Medication as a risk fator for falls: critical systematic review. J Gerontol A Biol Sci Med Sci 2007; 62(10): 1172-81.

Hashimoto Y, Uno J, Miwa T, Kurihara M, Tanifuji H, Tensho M. Effects of antipsychotic polypharmacy on side effects and concomitant medication use in outpatients with schizophrenia. Psychiatr Clin Neurosci 2012; 66(5): 405-10.

Hoffman DA, Schiller M, Greenblatt JM, Losifescu DV. Polifarmácia ou descontinuação da medicação: uma ferramenta antiga revisitada. Neuropsychiatr Dis Treat. 2011; 7(1): 639-48.

Honer WG, Thornton AE, Chen EY, Chan RC, Wong JO, Bergmann A, Falkai P, Pomarol-Clotet E, McKenna PJ, Stip E, Williams R. Clozapina isolada versus clozapina e risperidona na esquizofrenia refractária. N Engl J Med 2006; 354(5): 472-82.

Horacek J, Bubenikova-Valesova V, Kopecek M, Palenicek T, Dockery C, Mohr P, Hoschl C. Mechanism of action of atypical antipsychotic drugs and the neurobiology of schizophrenia. CNS drugs 2006; 20(5): 389-409.

Irvine JM, Hallvik SE, Hildebran C, Marino M, Beran T, Deyo RA. Quem utiliza um programa de controlo de medicamentos sujeitos a receita médica e como? Insights de uma pesquisa estadual de médicos do Oregon. J Pain 2014;15(7):747- 55.

Iskra-Trifunovic J, Szymczak M, Jasiewicz A, Grzywacz A, Samochowiec J. Lithium in psychiatry - benefits and risks

Associado ao tratamento com sais de lítio nas perturbações afectivas. Curr Psychopharmacol 2014; 3(1): 73-8.

Ito H, Koyama A, Higuchi T. Polypharmacy and excessive dosing: psychiatrists' perceptions of antipsychotic drug prescription. Br J Psychiatry 2005; 187(3): 243-7.

Jaffe AB, Levine J. Co-prescrição de antipsicóticos num grande sistema hospitalar estatal. Pharmacoepidemiol Drug Saf 2003;12 (1): 41-48.

Jaracz J, Tetera-Rudnicka E, Kujath D, Raczynska A, Stoszek S, Czernas W, Wierzbinski P, Moniakowski A, Jaracz K, Rybakowski J. A prevalência de polifarmácia antipsicótica em pacientes esquizofrénicos com alta de unidades psiquiátricas na Polónia. Pharmacol Rep 2014; 66(4): 613-7.

John AP, Gee T, Alexander S, Ramankutty P, Dragovic M. Prevalência e natureza da polifarmácia antipsicótica entre doentes internados com perturbações do espetro da esquizofrenia num serviço de saúde mental australiano. Australas Psychiatry 2014; 22(6): 546-50.

Josiassen RC, Joseph A, Kohegyi E, Stokes S, Dadvand M, Paing WW, Shaughnessy RA. Clozapina em combinação com risperidona no tratamento da esquizofrenia: um ensaio aleatório, em dupla ocultação, controlado por placebo. Am J Psychiatry 2005; 162: 130-36.

Joukamaa M, Heliovaara M, Knekt P, Aromaa A, Raitasalo R, Lehtinen V. Schizophrenia, neuroleptic medication and mortality. Br J Psychiatry 2006; 188(2): 122-7.

Jasovic-Gasicc M. Será a resistência ao tratamento nas perturbações psiquiátricas uma armadilha para a polifarmácia?

Psychiatria Danubina. 2015; 27(3): 0-313.

Katona L, Czobor P, Bitter I. Real-world effectiveness of antipsychotic monotherapy vs. polypharmacy in schizophrenia: Switch or combine? Um estudo a nível nacional na Hungria. Schizophr Res 2014; 152:246-54.

Kadra G, Stewart R, Shetty H, Downs J, MacCabe JH, Taylor D, Hayes RD. Preditores da prescrição de polifarmácia antipsicótica a longo prazo (≥ 6 meses) em cuidados psiquiátricos secundários. Schizophr Res 2016;174 (1):106-12.

Kearns MA, Hawley KM. Preditores de polifarmácia e prescrição off-label de medicamentos psicotrópicos: um inquérito nacional a crianças

e psiquiatras de adolescentes. J Psychiatr Pract 2014; 20(6): 438-47.

Keck PE, Strakowski SM, McElroy SL. The efficacy of atypical antipsychotics in the treatment of depressive symptoms, hostility, and suicidality in patients with schizophrenia. J Clin Psychiatry 2000; 61(3): 1478.

Kessing LV, Thomsen AF, Mogensen UB, Andersen PK. Antipsychotic treatment and the risk of diabetes in clinical practice (Tratamento antipsicótico e o risco de diabetes na prática clínica). Br J Psychiatry 2010; 197(4): 266-71.

Khan A. Antipsychotic polypharmacy is not associated with increased mortality from natural causes in patients with schizophrenia compared with monotherapy. Evid Based Ment Health 2010; 13 (3): 90.

Khasawneh FT, Shankar GS. Minimização dos efeitos secundários cardiovasculares dos antipsicóticos atípicos em doentes com esquizofrenia. Cardiol Res Pract 2014.

Kingsbury SJ, Lotito ML. Psychiatric polypharmacy: the good, the bad and the ugly (Polifarmácia psiquiátrica: o bom, o mau e o feio). Psychiatr Times 2007; 24(4): 1-3

Koponen H, Alaräisänen A, Saari K, Pelkonen O, Huikuri H, Raatikainen MP, Savolainen M, Isohanni M. Schizophrenia and sudden cardiac death - an overview. Nord J Psychiatry 2008; 62(5): 3425.

Kreyenbuhl J, Marcus SC, West JC, Wilk J, Olfson M. Adding or switching antipsychotic medications in treatment-refractory schizophrenia. Psychiatr Serv 2007; 58 (7): 983-90.

Kreyenbuhl JA, Valenstein M, McCarthy JF, Ganoczy D, Blow FC. Polifarmácia antipsicótica a longo prazo no sistema de cuidados de saúde VA: caraterísticas dos doentes e padrões de tratamento. Psychiatr Serv 2007; 58 (4):489-95.

Kroken RA, Johnsen E, Ruud T, Wentzel-Larsen T, Jorgensen HA. Tratamento da esquizofrenia com antipsicóticos nos serviços de urgência noruegueses, um estudo transversal nacional. BMC Psychiatry 2009; 9(1): 24-33

Kuehn BM. APA visa o uso desnecessário de antipsicóticos. JAMA 2013; 310(18):1909-1910.

Kuno E, Rothbard AB. Racial discrepancies in antipsychotic prescribing for patients with schizophrenia (Discrepâncias raciais na prescrição de antipsicóticos para pacientes com esquizofrenia). Am J Psychiatry 2002; 159:

567 - 72.

Kukreja S, Kalra G, Shah N, Shrivastava A. Polifarmácia em psiquiatria: uma revisão. Mens Sana Monogr 2013; 11(1): 82- 99.

Lake JK, Milovanov A, Sawyer A, Lunsky Y. Perspectivas dos pais sobre a utilização de medicamentos psicotrópicos e interações com a prescrição de medicamentos para a saúde

Prestadores de serviços em adolescentes e adultos com perturbação do espetro do autismo. Focus Autism Other Dev Disabil 2015; 30(3): 165-173.

Lambert T. Managing the metabolic adverse effects of antipsychotic drugs in patients with psychosis (Gerir os efeitos adversos metabólicos dos medicamentos antipsicóticos em doentes com psicose). Aust Prescr 2011; 34(4): 97-99.

Lang PO, Hasso Y, Dramé M, Vogt-Ferrier N, Prudent M, Gold G, Michel JP. Prescrição potencialmente inadequada, incluindo a subutilização em doentes idosos com comorbilidades cognitivas ou psiquiátricas. Ageing 2010; 39(3): 373-81.

Larco JP, Jeste DV. Comorbilidade física e polifarmácia em pacientes psiquiátricos idosos. Biol Psychiatry 1994; 36(3): 146-52.

Lauterbach E, Felber W, Muller-Oerlinghausen B, Ahrens B, Bronisch T, Meyer T, Kilb B, Lewitzka U, Hawellek B, Quante A, Richter K. Tratamento adjuvante com lítio na prevenção do comportamento suicida em perturbações depressivas: um ensaio aleatório, controlado por placebo, com a duração de 1 ano. Ata Psychiatr Scand 2008; 118(6): 469-79.

Lazaratou H, Anagnostopoulos DC, Alevizos EV, Haviara F, Ploumpidis DN. Atitudes e opiniões dos pais sobre a utilização de medicamentos psicotrópicos para as perturbações mentais da infância. Ann Gen Psychiatry 2007; 6(1):32

Lehman AF, Kreyenbuhl J, Buchanan RW, Dickerson FB, Dixon LB, Goldberg R, Green-Paden LD, Tenhula WN, Boerescu D, Tek C, Sandson N. The schizophrenia patient outcomes research team (PORT): Updated treatment recommendations 2003. Schizophr Bull 2004; 30(2): 193-217.

Lelliott P, Paton C, Harrington M, Konsolaki M, Sensky T, Okocha C. The influence of patient variables on polypharmacy and combined high doses of antipsychotics prescribed to inpatients. The Psychiatrist 2002; 26(11): 411-14.

Lerner V, Chudakova B, Kravets S, Polyakova I. Utilização combinada de

Risperidona e olanzapina no tratamento de pacientes com esquizofrenia resistente [cólon] Um relatório preliminar de uma série de casos. Clin Neuropharmacol 2000; 23(5): 284-6.

Leslie DL, Rosenheck RA. Using pharmacy data to assess the quality of pharmacotherapy for schizophrenia in a national health care system: individual and facility predictors. Med Care 2001; 39 (9):923-33.

Levy HB. Estratégias para reduzir a polifarmácia: dicas para incorporar os critérios da American Geriatrics Society Beers e da ferramenta de triagem de prescrições de idosos. Clin Geriatr Med 2017.

Lewin AB, McGuire JF, Murphy TK, Storch EA. Editorial Perspective: The importance of considering parents' preferences when planning treatment for their children - the case of childhood obsessive-compulsive disorder. J Child Psychol Psychiatry 2014; 55(12):1314-6.

Lieb K, Vollm B, Rucker G, Timmer A, Stoffers JM. Farmacoterapia para a perturbação de personalidade borderline: revisão sistemática Cochrane de ensaios aleatórios. Br J Psychiatr 2010;196 (1): 4-12.

Lieberman JA, Stroup TS, McEvoy JP, Swartz MS, Rosenheck RA,

Perkins DO, Keefe RS, Davis SM, Davis CE, Lebowitz BD, Severe J. Effectiveness

de antipsicóticos em doentes com esquizofrenia crónica. N Engl J Med 2005; 353(12): 1209-23.

Li H, Eack SM, Montrose DM, Miewald JM, Keshavan M. Resultados do tratamento a longo prazo de doentes afro-americanos e caucasianos com psicose no primeiro episódio. Asian J Psychiatr 2011; 4(4): 266-71.

Lin KM, Smith MW. Psychopharmacotherapy in the context of culture and ethnicity (A psicofarmacoterapia no contexto da cultura e da etnia). Ethnicity Psychopharmacol 2000; 19(4): 1-36.

Liou YJ, Bai YM, Lin E, Chen JY, Chen TT, Hong CJ, Tsai SJ. Interações gene-gene de INSIG1 e INSIG2 na síndrome metabólica em pacientes esquizofrénicos tratados com antipsicóticos atípicos. Pharmacogenomics Journal 2012;12 (1): 54-61.

Logan SL, Carpenter L, Leslie RS, Garrett-Mayer E, Hunt KJ,

Charles J, Nicholas JS. Comportamentos aberrantes e comorbilidades como preditores de polifarmácia psicotrópica em crianças com perturbações do espetro do autismo. J Child Adolesc Psychopharmacol 2015; 25(4): 323-36.

Lopes R, Alves JC, Rego RG. Trazodona em adição à paroxetina e mirtazapina num doente com depressão resistente ao tratamento: Os prós e contras da combinação de três antidepressivos. Case Rep Med 2016.

Maayan N, Soares-Weiser K, Xia J, Adams CE. Combinações de antipsicóticos para a esquizofrenia. Biblioteca Cochrane 2011; 1-254

Madan A, Oldham JM, Gonzalez S, Fowler JC. Reduzir a polifarmácia adversa em pacientes com transtorno de personalidade borderline: um estudo de caso empírico. Cuidados Primários Comp Distúrbios do SNC 2015;17(4).

Malan-Muller S, Kilian S, van den Heuvel LL, Bardien S, Asmal L, Warnich L, Emsley RA, Hemmings SM, Seedat S. Uma revisão sistemática das variantes genéticas associadas à síndrome metabólica em pacientes com esquizofrenia. Schizophr Res 2016;170(1):1-7.

Mark TL, Levit KR, Buck JA, Coffey RM, Vandivort-Warren R. Evolução das despesas com o tratamento das doenças mentais, 1986-2003 Psychiatr Serv 2007; 58(8): 1041-48.

Mao YM, Zhang MD. Aumento com antidepressivos no tratamento da esquizofrenia: benefício ou risco. Neuropsychiatr Dis Treat 2015; 11: 701-13.

Masi G, Millepiedi S, Perugi G, Pfanner C, Berloffa S, Pari C, Mucci M. Pharmacotherapy in Paediatric Obsessive-Compulsive Disorder. CNS Drugs 2009; 23(3): 241-52.

Mannuzza S, Klein RG, Truong NL, Moulton III, Ph D JL, Roizen ER, Howell KH, Castellanos FX. Idade de início do tratamento com metilfenidato em crianças com TDAH e posterior abuso de substâncias: acompanhamento prospetivo até à idade adulta. Am J Psychiatry 2008; 165(5): 604-9.

McEvoy JP, Lieberman JA, Stroup TS, Davis SM, Meltzer HY, Rosenheck RA, Swartz MS, Perkins DO, Keefe RS, Davis CE, Severe J. Efficacy of clozapine compared with olanzapine, quetiapine, and risperidone in patients with chronic schizophrenia who have not responded to prior treatment with atypical antipsychotics. Am J Psychiatry

2006; 163 (4): 600-10.

Meltzer HY, Kostaoglu AE. A combinação de antipsicóticos: Existe evidência de eficácia? Psychiatric Times 2000; 17(9):25-34.

Mellman TA, Miller AL, Weissman EM, Crismon ML, Essock SM, Marder SR. Evidence-based pharmacological treatment for people with severe mental illness: a focus on guidelines and algorithms. Psychiatr Serv 2001.

Millan MJ. Polifarmácia e agentes multi-alvo como estratégias complementares para melhorar o tratamento da depressão: uma avaliação comparativa. Int J Neuropsychopharmacol 2014; 17(7): 1009-37.

Millan MJ. Agentes duplos e triplos para o tratamento dos sintomas nucleares e co-ocorrentes da depressão major: novos conceitos, novos fármacos. Neurother 2009; 6(1): 53-77.

Miller AL, Craig CS. Antipsicóticos combinados: Prós, contras e questões. Schizophr Bull 2002; 28(1): 105-9

Misawa F, Shimizu K, Fujii Y, Miyata R, Koshiishi F, Kobayashi M, Shida H, Oguchi Y, Okumura Y, Ito H, Kayama M. Is antipsychotic polypharmacy associated with metabolic syndrome even after adjustment for lifestyle effects? : um estudo transversal. BMC Psychiatry 2011; 11(1): 118.

Miyamoto S, Duncan GE, Marx CE, Lieberman JA. Treatments for schizophrenia: a critical review of the pharmacology and mechanisms of action of antipsychotics. Mol Psychiatr 2005; 10(1): 79-104.

Mizokami F, Koide Y, Noro T, Furuta K. Polifarmácia com doenças comuns em pacientes idosos hospitalizados. Am J Geriatr Pharmacother 2012; 10(2): 123-8.Mojtabai R, Olfson M. National trends in polypharmacy with psychotropic medications in psychiatric practice (Tendências nacionais na polifarmácia com medicamentos psicotrópicos na prática psiquiátrica). Arch Gen Psychiat 2010; 67(1): 26-36.

Moeller KE, Din A, Wolfe M, Holmes G. Uso de medicação psicotrópica em pacientes hospitalizados com transtorno de personalidade borderline. Mental Health Clinician 2016; 6(2): 68-74.

Molero P, Kelly SA, Oquendo MA. Evidências neurobiológicas para o efeito anti-suicida do lítio: uma breve revisão. Suicidologi 2015; 21: 15(3).

Moller HJ, Seemuller F, Schennach-Wolff R, Stubner S, Ruther E, Grohmann R. História, antecedentes, conceitos e utilização atual da comedicação e polifarmácia em psiquiatria. Int J Neuropsychop 2014; 17(07): 983-96.

Montout C, Casadebaig F, Lagnaoui R, Verdoux H, Philippe A, Begaud B, Moore N. Neuroleptics and mortality in schizophrenia: prospective analysis of deaths in a French cohort of schizophrenic patients. Schizophr Res 2002; 57(2): 147-56.

Moore TA, Buchanan RW, Buckley PF, Chiles JA, Conley RR, Crismon ML, Essock SM, Finnerty M, Marder SR, Miller DD, McEvoy JP. The Texas Medication Algorithm Project's antipsychotic algorithm for schizophrenia: 2006 update. J Clin Psychiatry 2007; 68(11): 1-478.

Moore TA, Covell NH, Essock SM, Miller AL. The practice of antipsychotic treatment in real-world settings (A prática do tratamento antipsicótico em contextos reais). Psychiatr Clin N America 2007; 30(3): 401-16.

Morrato EH, Dodd S, Oderda G, Haxby DG, Allen R, Valuck RJ. Prevalence, patterns of use, and predictors of antipsychotic polypharmacy: experiences in a multistate Medicaid population, 1998-2003. Clin Ther 2007; 29(1): 183-95.

Mort JR, Aparasu RR. Prescrição de medicamentos psicotrópicos potencialmente inadequados a idosos em ambulatório. Arch Int Med 2000; 160(18): 282531.

Mortazavi SS, Shati M, Keshtkar A, Malakouti SK, Bazargan M, Assari S. Definição de polifarmácia nos idosos: um protocolo de revisão sistemática. BMJ Open 2016; 6(3): e010989.

Munoz C, Hilgenberg C. Ethnopharmacology: Understanding how

O facto de a etnia poder influenciar a resposta à medicação é essencial para a prestação de cuidados culturalmente competentes. Am J Nurs 2005; 105(8): 40-8.

Naples JG, Hajjar ER. Multimorbidity and polypharmacy. Springer International Publishing. Em Developing Drug Products in an Aging Society 2016; 549-561.

Nelson JC, Mazure CM, Jatlow PI, Bowers MB, Price LH. Combinação de mecanismos inibidores da recaptação da noradrenalina e da serotonina para o tratamento da depressão: um ensaio aleatório em dupla ocultação. Biol Psychiatry 2004; 55(3): 296-300.

Newcomer J, Haupt D. The metabolic effects of antipsychotics (Os efeitos metabólicos dos antipsicóticos). Can J Psychiatry 2006; 51(8): 480-49.

Nielsen S, Lintzeris N, Bruno R, Campbell G, Larance B, Hall W, Hoban B, Cohen ML, Degenhardt L. Utilização de benzodiazepinas entre doentes com dor crónica a quem são prescritos opióides: associações com dor, saúde física e mental e utilização de serviços de saúde. Pain Med 2015;16(2):356-66.

Nielsen RE, Laursen MF, Vernal DL, Bisgaard C, Jakobsen H, Steinhausen HC, Correll CU. Risco de diabetes em crianças e adolescentes expostos a antipsicóticos: um estudo nacional de controlo de casos de 12 anos. J Am Acad Child Adolescente Psychiatry 2014; 53(9): 9719.

Ninnemann KM. Variabilidade na eficácia dos medicamentos psicotrópicos: contributos da farmacogenómica, da etnopsicofarmacologia e das antropologias psicológica e psiquiátrica. Cult Med Psychiatry 2012; 36(1): 10-25.

Nizamie SH e Tikka SK. Rational Polypharmacy in Psychiatry, Evidencebased Strategies in Herbal Medicine, Psychiatric Disorders and Emergency Medicine, Dr Farid Badria (Ed.), 2015. Disponível em: http://www.intechopen.com/books/evidence-based-strategies-in-herbal- medicine-psychiatric-disorders-and-emergency-medicine/rational- polypharmacy-in-psychiatry .

Norton J, De Roquefeuil G, David M, Boulenger JP, Ritchie K, Mann A. The mental health of doctor-shoppers: experience from a patientled fee-for-service primary care setting. J Affect Disord 2011; 131(1): 428-32.

Oquendo MA, Galfalvy HC, Currier D, Grunebaum MF, Sher L, Sullivan GM, Burke AK, Harkavy-Friedman J, Sublette ME, Parsey RV, Mann JJ.
Tratamento das tentativas de suicídio em doentes com perturbação bipolar: um ensaio clínico aleatório

Estudo comparativo entre lítio e valproato na prevenção do suicídio. Am J Psychiatry 2011; 168(10): 1050-56.

O'Dwyer M, Peklar J, McCallion P, McCarron M, Henman MC.
Os factores associados à polifarmácia e à polifarmácia excessiva em idosos com deficiência intelectual diferem dos da população em geral: um estudo observacional transversal de âmbito nacional. BMJ open 2016; 6(4):e010505.

O'Mahony D, O'Sullivan D, Byrne S, O'Connor MN, Ryan C, Gallagher P. STOPP/START criteria for potentially inappropriate prescribing in older people: version 2. age & Ageing 2014: afu145.

O'Sullivan K, Boland F, Reulbach U, Motterlini N, Kelly D, Bennett K, Fahey T. Prescrição de antidepressivos em crianças irlandesas: tendências seculares e comparação internacional no contexto de um alerta de segurança. BMC Pediatrics 2015;15(1):119.

Owen RR, Fischer EP, Kirchner JE, Thrush CR, Williams DK, Cuffel BJ, Elliott CE, Booth BM. Differences in clinical practice in prescribing antipsychotics for patients with schizophrenia. Am J Med Qual 2003;18(4):140-6.

Pandurangi AK, Dalkilic A. Polifarmácia com antipsicóticos de segunda geração: uma revisão das provas. J Psychiatr Pract 2008; 14(6): 345-67.

Park SC, Lee MS, Kang SG, Lee SH. Padrões de prescrição de antipsicóticos a pacientes com esquizofrenia na Coreia: resultados da amostra nacional de pacientes do serviço de revisão e avaliação de seguros de saúde. J Korean Med Sci 2014; 29(5): 719-28.

Paton C, Whittington C, Barnes TR. Reforço com um segundo

antipsicótico em doentes com esquizofrenia que respondem parcialmente à clozapina: uma meta-análise. J Clin Psychopharmacol 2007; 27(2): 198-204.

Peirce GL, Smith MJ, Abate MA, Halverson J. Doctor and pharmacy shopping for controlled substances. Med Care 2012; 50(6): 494-500.

Pescosolido BA, Perry BL, Martin JK, McLeod JD, Jensen PS. Stigmatising attitudes and beliefs about treatment and psychiatric care (Atitudes e crenças estigmatizantes sobre tratamento e cuidados psiquiátricos).

Medicação para crianças com doenças mentais. Psychiatr Serv 2007; 58(5): 613-8.

Pies R. Combinação de lítio e anticonvulsivantes na perturbação bipolar: uma revisão. Ann Clin Psychiatry 2002;14(4): 223-32.

Price LH. Os que respondem mal à clozapina podem não beneficiar da suplementação com risperidona. Atualização de Psicofarmacologia da Universidade de Brown 2006.

Potvin S, Stip E, Roy JY. Esquizofrenia e toxicodependência: uma avaliação da hipótese da auto-medicação. L'Encephale 2002; 29(3 pt. 1): 193-203.

Raghavan R, McMillen JC. Use of multiple psychotropic medications among youth aging out of foster care (Utilização de múltiplos medicamentos psicotrópicos entre jovens que saem dos lares de acolhimento). *Psychiatric Services (Washington, DC)* 2008; 59(9):1052-1055.

Ramchandani VA, Slattum PW, Patkar AA, Wu LT, Lee JC, Mohanty M, Coe M, Li TK. Psicofarmacologia e consequências das interações álcool-droga. Substance Use and Older People 2015:149-70.

Ray WA, Chung CP, Murray KT, Hall K, Stein CM. Atypical antipsychotics and the risk of sudden cardiac death. N Eng J Med 2009; 360(3): 225-35.

Riedel M, Muller N, Strassnig M, Spellmann I, Severus E, Moller HJ. Quetiapine in the treatment of schizophrenia and related disorders (Quetiapina no tratamento da esquizofrenia e perturbações relacionadas). Neuropsychiatr Dis Treat 2007; 3(2): 219.

Remington G, Saha A, Chong SA, Shammi C. Augmentation strategies in clozapine-resistant schizophrenia. CNS drugs 2005; 19(10): 843-72.

Rivas-Vazquez RA, Bello I, Sarria M, Fernandez ND, Rey GJ. Prevalência da síndrome metabólica numa população predominantemente cubana, psiquiatricamente doente e sem-abrigo. Prim Care Companion CNS Disord 2011; 13(3): e1-5.

Roh D, Chang JG, Kim CH, Cho HS, An SK, Jung YC. Polifarmácia antipsicótica e prescrição de altas doses na esquizofrenia: uma comparação de 5 anos. Aust N Z J Psychiatry 2014; 48(1): 52-6

Rush AJ, Trivedi MH, Stewart JW, Nierenberg AA, Fava M, Kurian BT, Warden D, Morris DW, Luther JF, Husain MM, Cook IA. Combinação de medicamentos para melhorar os resultados da depressão (CO-

MED): Resultados agudos e a longo prazo de um ensaio aleatório simples-cego. Am J Psychiatry 2011;168(7): 689-701.

Rutkow L, Turner L, Lucas E, Hwang C, Alexander GC. A maioria dos médicos de cuidados primários tem conhecimento dos programas de monitorização de medicamentos sujeitos a receita médica, mas muitos consideram os dados de difícil acesso. Health Affairs 2015; 34(3):484-92.

Sachs GS, Peters AT, Sylvia L, Grunze H. Polifarmácia e perturbação bipolar: o que é que a personalidade tem a ver com isso? Int J Neuropsychopharmacol 2014; 17(7): 1053-61.

Safer DJ. A comparison of risperidone-induced weight gain across the age range. J Clin Psychopharmacol 2004; 24(4): 429-36

Saldana SN, Keeshin BR, Wehry AM, Blom TJ, Sorter MT, DelBello MP, Strawn JR. Antipsychotic polypharmacy in children and adolescents at discharge from a psychiatric hospital. Farmacoterapia: J Hum Pharmacol Drug Therapy 2014; 34(8): 836-44.

Sagoe D, McVeigh J, Bjornebekk A, Essilfie MS, Andreassen CS, Pallesen S. Polypharmacy among anabolic-androgenic steroid users: a descriptive metasynthesis. Tratamento, prevenção e política de abuso de substâncias. 2015;10(1):12.

Sanglier T, Saragoussi D, Milea D, Auray JP, Valuck RJ, Tournier M. Comparing antidepressant treatment patterns in older and younger adults: a claims database analysis. J Am Geriatr Soc 2011; 59(7):1197-205.

Santone G, Bellantuono C, Rucci P, Picardi A, Preti A, de Girolamo G. Caraterísticas dos doentes e factores de processo associados à polifarmácia antipsicótica numa amostra nacional de doentes psiquiátricos internados em Itália. Pharmacoepidemiol Drug Saf 2011; 20 (5): 441- 449.

Schirmbeck F, Zink M. Síndromes obsessivo-compulsivas na esquizofrenia: um caso para polifarmácia? Polifarmácia na prática psiquiátrica 2013; Springer Netherlands; (2): 233-261.

Scott IA, Hilmer SN, Reeve E, Potter K, Le Couteur D, Rigby D, Gnjidic D, Del Mar CB, Roughead EE, Page A, Jansen J. Reduzindo a polifarmácia inadequada: o processo de desprescrição. JAMA Int Med 2015;175 (5): 827-34.

Si T, Wang P. Quando é que a polifarmácia antidepressiva é adequada no tratamento da depressão. Shanghai Arch Psychiatry 2014; 26(6): 357-9.

Sim K, Su A, Fujii S, Yang SY, Chong MY, Ungvari GS, Si T, Chung EK, Tsang HY, Chan YH, Heckers S. Antipsychotic polypharmacy in patients with schizophrenia: a multi-centre comparative study in East Asia. Br J Clin Pharmacol 2004; 58(2): 178-83.

Singh SP, Singh V, Kar N, Chan K. Efficacy of antidepressants in treating the negative symptoms of chronic schizophrenia: metaanalysis (Eficácia dos antidepressivos no tratamento dos sintomas negativos da esquizofrenia crónica: meta-análise). Br J Psychiatry 2010; 197(3): 174-79.

Shinfuku M, Uchida H, Tsutsumi C, Suzuki T, Watanabe K, Kimura Y, Tsutsumi Y, Ishii K, Imasaka Y, Mimura M, Kapur S. Como começa a polifarmácia psicotrópica na esquizofrenia: uma perspetiva longitudinal. Pharmacopsychiatry 2012; 45: 133-37.

Slaughter JR, Slaughter KA, Nichols D, Holmes SE, Martens MP. Prevalência, manifestações clínicas, etiologia e tratamento da depressão na doença de Parkinson. J Neuropsychiatry Clin Neurosc 2001; 13(2): 187-96.

Sneider B, Pristed SG, Correll CU, Nielsen J. Frequência e correlações de polifarmácia antipsicótica entre pacientes com esquizofrenia na Dinamarca: um estudo farmacoepidemiológico de âmbito nacional. Eur Neuropsychopharmacol 2015; 25(10): 1669-76.

Softic R, Sutovic A, Avdibegovic E, Osmanovic E, Becirovic E, Mirkovic Hajdukov M. Metabolic syndrome in schizophrenia - who is more to blame? Polifarmácia com FGA ou monoterapia com clozapina? Psychiatria Danubina. 2015; 27(4): 0-384.

Sohn M, Talbert J, Blumenschein K, Moga DC. Iniciação de medicamentos antipsicóticos atípicos e o risco de diabetes tipo II em crianças e adolescentes. Pharmacoepidemiol Drug Saf 2015; 24(6): 583-91.

Spina E, Scordo MG. Interações medicamentosas clinicamente significativas com antidepressivos em idosos. DRUG AGING 2002; 19(4): 299-320.

Spencer D, Marshall J, Post B, Kulakodlu M, Newschaffer C, Dennen T, Azocar F, Jain A. Uso de medicamentos psicotrópicos e polifarmácia em crianças com transtornos do espetro do autismo. Pediatrics 2013;132 (5): 833-40.

Stahl SM, Morrissette DA, Citrome L, Saklad SR, Cummings MA, Meyer JM, O'Day JA, Dardashti LJ, Warburton KD. "Metaguidelines" para a gestão de pacientes com esquizofrenia. CNS SPECTRUMS 2013; 18(03): 150-62.

Stahl SM. Foco na polifarmácia antipsicótica: prescrição baseada na evidência ou evidência baseada na prescrição? Int J Neuropsychopharmacol 2004; 7(02): 113-6.

Stahl SM, Grady MM. Uma revisão crítica da utilização de antipsicóticos atípicos: Comparação da monoterapia com a polifarmácia e o aumento. Curr Med Chem 2004; 11(3): 313-2.

Sun F, Stock EM, Copeland LA, Zeber JE, Ahmedani BK, Morissette SB. Polifarmácia com antipsicóticos em pacientes com esquizofrenia: tendências nos sistemas de saúde. Am J healthsystem pharmacy: AJHP: jornal oficial da Sociedade Americana de Farmacêuticos do Sistema de Saúde 2014; 71(9):728.

Suokas JT, Suvisaari JM, Haukka J, Korhonen P, Tiihonen J. Descrição da polifarmácia a longo prazo em doentes ambulatórios de esquizofrenia. Soc Psychiatry Psychiatr Epidemiol 2013; 48(4): 631-8

Suzuki T, Uchida H, Watanabe K, Nakajima S, Nomura K, Takeuchi H, Tanabe A, Yagi G, Kashima H. Eficácia da polifarmácia antipsicótica em doentes com esquizofrenia refractária ao tratamento: um ensaio aberto de olanzapina mais risperidona para aqueles que não responderam a um tratamento sequencial com olanzapina, quetiapina e risperidona. Hum Psychopharmacol Clin Exp 2008; 23(6): 455-63.

Suzuki T, Uchida H, Watanabe K, Yagi G, Kashima H. Uma série de casos clínicos de mudança de polifarmácia antipsicótica para monoterapia com um agente de segunda geração em doentes com esquizofrenia crónica. Prog Neuropsychopharmacol Biol Psychiatry 2004; 28(2): 361-9.

Tai M, Casher MI, Bostwick JR. How to prevent psychotropic drug abuse among college students (Como prevenir o abuso de drogas psicotrópicas entre estudantes universitários): Minimizando o uso indevido por meio de aconselhamento e identificação de alunos em risco. Curr Psychiatr 2015;14(8): 28.

Tang Y, Horvitz-Lennon M, Gellad WF, Lave JR, Chang CC, Normand SL, Donohue JM. Prescrição de Clozapina e Polifarmácia Antipsicótica para Esquizofrenia em um Grande Programa Medicaid. Psychiatr Serv 2017.

Tapp AM, Wood AE, Kilzieh N, Kennedy A, Raskind MA. Antipsychotic polypharmacy: do the benefits justify the risks? Ann Pharmacother 2005; 39(10): 1759-60.

Tapp A, Wood AE, Secrest L, Erdmann J, Cubberley L, Kilzieh N. Combination antipsychotic therapy in clinical practice (Terapia antipsicótica combinada na prática clínica). Psychiatr Serv 2003; 54 (1): 55-9.

Taylor DM, Smith L. Augmentation of clozapine with a second antipsychotic - a meta-analysis of randomised, placebo-controlled studies. Ata Psychiatr Scand 2009; 119(6): 419-25.

Taylor D, Young C, Mohamed R, Paton C, Walwyn R. Undiagnosed impaired fasting glucose and diabetes mellitus among inpatients receiving antipsychotic drugs. J Psychopharmacol 2005; 19(2): 1826.

Tesfaye S, Debencho N, Kisi T, Tareke M. Prevalência de polifarmácia antipsicótica e factores associados em doentes ambulatórios com esquizofrenia atendidos no Hospital Especializado Amanuel Mental, Adis Abeba, Etiópia. Psychiatry Journal 2016; 6191074.

Thase ME. Combinações de antidepressivos: psicofarmacologia de ponta ou moda passageira? Curr Psychiatr Rep 2013;15(10):1-8.

Thompson JV, Clark JM, Legge SE, Kadra G, Downs J, Walters JT, Hamshere ML, Hayes RD, Taylor D, MacCabe JH. Polifarmácia antipsicótica e estratégias de aumento antes do início da clozapina: um estudo de coorte histórico de 310 adultos com transtornos esquizofrênicos resistentes ao tratamento. J Psychopharmacol 2016;

30(5): 436-43.

Thompson A, Sullivan SA, Barley M, Strange SO, Moore L, Rogers P, Sipos A, Harrison G. The DEBIT trial: an intervention to reduce antipsychotic polypharmacy prescribing in adult psychiatry wards-a cluster randomised controlled trial. Psychol Med 2008; 38(05): 70515.

Tiihonen J, Suokas JT, Suvisaari JM, Haukka J, Korhonen P. Polifarmácia com antipsicóticos, antidepressivos ou benzodiazepinas e mortalidade na esquizofrenia. Arch Gen Psychiatry 2012; 69(5): 476-83.

Toffol E, Hatonen T, Tanskanen A, Lonnqvist J, Wahlbeck K, Joffe G, Tiihonen J, Haukka J, Partonen T. O lítio está associado a uma diminuição da mortalidade por todas as causas e das taxas de suicídio em doentes bipolares de alto risco: Um estudo de coorte prospetivo a nível nacional baseado num registo. J Affect Dis. 2015;183:159-65.

Tondo L, Hennen J, Baldessarini RJ. Redução do risco de suicídio com o tratamento a longo prazo com lítio para a perturbação afectiva major: uma meta-análise. Ata Psychiatr Scand 2001;104:163-172.

Torniainen M, Mittendorfer-Rutz E, Tanskanen A, Bjorkenstam C, Suvisaari J, Alexanderson K, Tiihonen J. Tratamento antipsicótico e mortalidade na esquizofrenia. Schizophr Bull 2015; 41(3): 656-63.

Toteja N, Gallego JA, Saito E, Gerhard T, Winterstein A, Olfson M, Correll CU. Prevalência e correlações de polifarmácia antipsicótica em crianças e adolescentes que recebem tratamento antipsicótico. Int J Neuropsychopharmacol 2014;17(7):1095-105.

Tranulis C, Skalli L, Lalonde P, Nicole L, Stip E. Benefits and risks of antipsychotic polypharmacy. Drug Saf 2008; 31(1): 7-20.

Urichuk L, Prior TI, Dursun S, Baker G. Metabolism of atypical antipsychotics: involvement of cytochrome p450 enzymes and relevance for drug-drug interactions. Curr Drug Metab 2008; 9 (5): 410- 418

Vanderwerker L, Akincigil A, Olfson M, Gerhard T, Neese-Todd S, Crystal S. Cuidados de acolhimento, perturbações externalizantes e utilização de antipsicóticos entre jovens inscritos no Medicaid. Psychiatr Serv 2014; 65(10): 1281-4.

Vaughn MG, Ollie MT, McMillen JC, Scott L, Munson M. Uso e abuso de substâncias entre adolescentes mais velhos em lares de acolhimento. Addict Behav 2007; 32(9):1929-35.

Vieta E, Valentí M. Tratamento farmacológico da depressão bipolar: tratamento agudo, manutenção e profilaxia. CNS drugs 2013; 27(7): 515-29.

Weiner SG, Griggs CA, Mitchell PM, Langlois BK, Friedman FD, Moore RL, Lin SC, Nelson KP, Feldman JA. Impressão do clínico versus critérios do programa de monitoramento de medicamentos prescritos na avaliação do comportamento de busca de medicamentos no departamento de emergência. Ann Emergen Med 2013;62(4):281- 9.

Weinmann S, Read J, Aderhold V. Influence of antipsychotics on

Mortalidade na esquizofrenia: revisão sistemática. Schizophr Res 2009; 113(1): 1-1.

Wilens TE, Faraone SV, Biederman J, Gunawardene S. A terapia com estimulantes para a perturbação de défice de atenção/hiperatividade conduz a um abuso posterior de substâncias? A meta-analytic review of the literature. Paediatrics 2003;111 (1):179-85.

Wilsey BL, Fishman SM, Gilson AM, Casamalhuapa C, Baxi H, Zhang H, Li CS. Profiling multi-provider prescribing of opioids, benzodiazepines, stimulants, and anorectics. Drug Alcohol Depend 2010; 112(1): 99-106.

Wink LK, Pedapati EV, Horn PS, McDougle CJ, Erickson CA. Múltiplos medicamentos antipsicóticos no transtorno do espetro do autismo. J Child Adolescente Psychopharmacol 2015. epub

Wu YH, Lai CY, Chang YS. Polifarmácia antipsicótica em pacientes idosos com esquizofrenia e demência durante a hospitalização num hospital psiquiátrico em Taiwan. Psychogeriatrics 2015;15(1):7-13.

Xiang YT, Wang CY, Si TM, Lee EH, He YL, Ungvari GS, Chiu HF, Yang SY, Chong MY, Tan CH, Kua EH. Utilização de medicamentos anticolinérgicos em doentes com esquizofrenia na Ásia de 2001 a 2009.
Pharmacopsychiatry 2011; 44(3): 114.

Xiang YT, Weng YZ, Leung CM, Tang WK, Ungvari GS. Determinantes clínicos e sociais da polifarmácia antipsicótica em doentes chineses com esquizofrenia. Pharmacopsychiatry 2007; 40(2): 4752.

Yang SY, Kao Yang YH, Chong MY, Yang YH, Chang WH, Lai CS.

Risco de síndrome extrapiramidal em doentes com esquizofrenia tratados com antipsicóticos: Um estudo de base populacional. Clin Pharmacol Ther 2007; 81(4): 586-94.

Yatham LN, Kennedy SH, Parikh SV, Schaffer A, Beaulieu S, Alda M, O'Donovan C, MacQueen G, McIntyre RS, Sharma V, Ravindran A. Canadian Network for Mood and Anxiety Treatments (CANMAT) e International Society for Bipolar Disorders (ISBD) atualização colaborativa das diretrizes CANMAT para a gestão de doentes com perturbação bipolar: atualização. Bipolar Dis 2013;15(1):1-44.

Yoon Y, Rubin DM, Riddle MA, Noll E, Rothbard A. Antipsychotic treatment among youth in foster care (tratamento antipsicótico entre jovens em lares de acolhimento). Pediatrics 2011; 128(6): e

1459-66.

Zarbock S. Hiperfarmacoterapia num ente querido. J Am Acad Physician Assist 2005; 18(9): 12-13.

Zaraa AS, Al-Abdulla M, Abdullah W, Aborabeh M, Mahmoud S. Prevalência de polifarmácia antipsicótica: práticas de prescrição no departamento de psiquiatria da HMC (Hamad Medical Corporation, Doha, Qatar). J Psychol Clin Psychiatry 2015; 3(4): 00140.

Zigman D, Blier P. Um quadro para evitar a polifarmácia irracional em psiquiatria. J Psychopharmacol 2012:0269881112453211.

Zink M, Englisch S, Meyer-Lindenberg A. Polypharmacy in schizophrenia (Polifarmácia na esquizofrenia).

Curr Opin Psychiatry 2010; 23(2): 103-11.

Indice

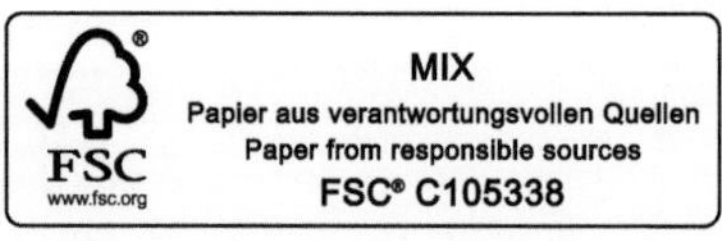

Printed by Books on Demand GmbH, Norderstedt / Germany